最重要的小事，不容輕忽的
耳鼻喉症狀

別讓病毒笑你傻，跟著醫師提升自我健康防護罩

作者／張益豪．王瑞玲．陳亮宇

推薦序

我的醫師與好夥伴

和三位作者相熟是因為常常在節目中同台，一起暢談診療經驗，而我的專長神經內科，其實很多疾病與耳鼻喉科的症狀相同，從最常聽到的頭暈、頭痛，到複雜的睡眠呼吸中止症，常常患者是互通的，也感謝陳院長總是盡心盡力的診療我們的患者。

除了工作上的合作外，其實我還有另一個身分－我也是陳院長的病患，我們全家都有難纏的過敏性鼻炎，常常天氣變化一個小感冒就變成鼻竇炎，幸好有陳院長幫我們全家細心的診治，也給我們很多保養鼻子上的小妙方，讓我們困擾很久的鼻病問題終於得到控制！最開心的就是，這本書收錄了兩位醫師和瑞玲姐的耳鼻喉、感冒常見的問題與自我保養的方法，實在是居家必備的工具書！非常高興看到此書問世！

台中林新醫院腦中風中心主任

林志豪醫師

推薦序

看到書桌上的『顧好耳鼻喉，不怕恐怖病毒找上你』，立刻沈浸到四年前甜甜蜜蜜的回憶中。

那時，剛到竹東鎮臺北榮總新竹分院任職，正好遇到從台中榮總耳鼻喉科學成，公費下鄉服務的張益豪醫師。每周晨會，讓我能愈來愈認識到，原來在益豪外型英俊挺拔的外表下，卻藏著一顆細膩柔軟但敏銳的心。有回晨會討論到一位被樹枝插入顏面骨的病人，雖已轉至住家附近南部醫學中心，但益豪仍以電腦重組3D影像分析整個傷口狀況，並報告追蹤術後的結果，臉上流露著是專業與愛心的表情。

除了在醫院看到他，後來發覺益豪更常受邀上節目，傳播簡易的耳鼻喉常識，以淺顯易懂的方式衛教大眾。有回開玩笑問他，要轉行大螢幕了，他說不是，只是喜歡更進一步親近大眾，傳播醫學常識給他們，讓大家得到更多的幫忙。

兩年時間很快，所以當他服滿公費離職時，雖然滿心不捨，但也只能祝福益豪將來能幫助更多人，所以當益豪的診所開幕時，自己不只親自到診所為他祝福，也為當地的居民慶幸，他們的社區能擁有這位出色的耳鼻喉科醫師，當鄰居照顧他們，真是一大福份。

現在他更實際地，要把多年在節目上，所談到許多人常會遇到，卻又困擾不已的小問題，透過寫書來幫助更多的人。

看完這本書時，不禁莞爾，真像他的性格，內容如此淺顯易懂又實際，是一本老少閑宜的好書。期待這本書出版後，能幫助更多更多目前受到耳鼻喉科疾病困擾的病人，遠離疾病、擁抱健康。

臺北榮總新竹分院院長
新竹縣醫師公會顧問
彭家勛 博士教授

推薦序

在台灣健保制度下，看病其實不會像歐美國家那樣困難，但是，畢竟醫療資源有限，醫師開診，就有滿滿的病患求診。其中，上呼吸道感染、鼻過敏、睡眠、打鼾等耳鼻喉科疾病，更是台灣人求診的前幾名。如何在有限的時間下，分析求診民眾問題，不僅醫師需要功力，病患對自己的病症也需要有些了解，如此醫病溝通才會順暢。

亞大醫院位於霧峰，鄰近南投、彰化，這些地區頭頸癌盛行率非常高，而罹患頭頸部腫瘤病患，往往苦無值得信賴的醫院，需要花時間到台中市區的醫學中心就醫。亞大醫院剛成立時，在中國醫藥大學附設醫院蔡銘修部長推薦下，與陳亮宇醫師見了幾次面，陳醫師追求卓越的企圖心，與頭頸外科、睡眠外科專長，符合亞大醫院耳鼻喉科需求，對於未來發展和如何給病患最好、最適當的照顧，也有共識。

亞大醫院是非常年輕、有活力的醫院，對於醫師想發展的各個面向，一向支持與鼓勵。陳亮宇醫師在中國醫藥大學附設醫院耳鼻喉部，有非常完整的頭頸外科訓練，在他努力下，也建構起亞大頭頸部癌症整合治療團隊與口碑，提供附近台中、南投、彰化等地區鄉親專業、且完善的照顧。

陳醫師除了看診，即使非常忙碌，同時也經常在電視媒體，社群網站，報章報導，傳達正確的健康訊息給病友、網友，是一位非常活躍的良醫。這本耳鼻喉科工具書，必定可以帶給患者與家屬、更多社會大眾，就醫正確觀念和知識。與大家分享這本陳亮宇醫師，張益豪醫師與資深醫藥記者王瑞玲一同用心製作的耳鼻喉科必備工具書。

亞洲大學附屬醫院 院長 許永信

作者序

耳鼻喉科的疾病可以說是每個人這一輩子最常遇到的疾病，例如感冒、鼻竇炎、扁桃腺發炎、耳朵發炎、聲音沙啞、支氣管炎等等，這些都相當地常見。如果以健保卡的就診紀錄來說，我相信看耳鼻喉科的比例一定佔前三名，這些疾病雖然很常見，但民眾卻不見得可以很清楚地瞭解這些疾病，時常會發生看診過程，醫師所解釋的內容太過於艱深，導致民眾有聽沒有懂，只能傻傻地吃藥，甚至也不清楚吃了那些藥。

相信現代人的求知慾望都是很高漲的，所以我自己在看診的過程中，我會儘量地減少使用醫學專有名詞，而是儘量使用比喻法，來讓我面前的病人可以清楚瞭解我所想表達的重要事物是什麼。儘量用口語化的語言來進行醫病溝通，這樣才能讓民眾更清楚，如何對抗目前遇到的疾病。透過良好的衛教與提醒，讓民眾清楚地知道如何照顧自己或家人。

台灣的醫療還有另外一個困境，那就是無法像國外一樣採取預約制，醫師能有妥善完整的時間，詳細說明疾病的來龍去脈，只能在有限的時間內透過精準的問診、檢查及給藥，來結束每一次的療程。國內醫療現況是一個病人看診的時間，平均大約花費5～10分鐘內，甚至可能更短。如何在這麼簡短的時間內讓病人獲得足夠的醫療資訊呢？

我在榮總訓練多年時一直在思索這件事情，後來決定著手於網路醫學衛教文章，透過淺顯易懂的文字描述，來教導民眾耳鼻喉相關的疾病知識，看診時如果因為時間不足，我會給予民眾一張基本的衛教單，上面也附有QR code可以連結到我與陳亮宇醫師共同書寫的「耳鼻喉33問」網站上，可獲得更多延伸性的醫學知識。

這幾年行醫下來，其實大獲好評，想獲取更多深入訊息的民眾，自然地就會深入閱讀來獲取正確的醫療知識。下一次的回診，再與醫師二次溝通時，更能快速地進入狀況。另外，網路上有太多似是而非的假醫學訊息，我們專業人士其實也有這個使命來傳遞正確的醫療知識給大家。

努力經營醫療部落格多年，網站上的文章數量也頗具規模，也因數量不少，所以後來更是細分為耳、鼻、喉三大章節。有時朋友們或讀者會開玩笑地說：既然文章這麼多這麼好，為什麼不出書呢？印刷出來可以跟更多更多的讀者分享不是嗎？

後來在因緣際會之下，多次上電視節目都遇到資深醫藥美食記者王瑞玲，瑞玲是一個對於醫療知識有濃厚興趣的記者。也許是記者訓練多年，她總是會深入地探索與瞭解，在錄影中所聊到的話題，會因為時間有限，無法深談，她總是會在錄完節目之後，與醫師們繼續討論更深入的層面與困境。

在與瑞玲聊天的過程中，瑞玲得知了我們有一個耳鼻喉科專屬的醫療部落格，再詳細閱讀我們文章之後，瑞玲也加入了我們創作的團隊。因為有她的多年書寫文章功力，她能從讀者的角度來調整我們創作的語法與表達方式，讓我們的文章更容易被讀懂。就這樣我、陳亮宇醫師與瑞玲，三位就聯手開始整理過往文章，好好潤飾一番讓民眾可以輕鬆閱讀，利用詼諧愉快淺顯的文字，來讓民眾熟悉耳鼻喉科常見疾病，我相信國人未來也能更輕鬆地照顧自己跟身旁的家人不是嗎？

經過了一年多的努力，總算將這本書籍順利產出，我們三位作者希望這本書可以當作大家的居家健康手冊。日後如果遇到耳鼻喉相關疾病時，可以拿出來翻一翻，先初步了解自己的狀況之後再去耳鼻喉科看病。屆時醫師所提到的疾病，在你腦海中就再也不會出現許許多多的問號了，讓您對於醫療知識不再一竅不通，相信這本書的讀者一定會有所收穫的。

作者　張益豪 醫師

作者序

算算從考上醫師執照起，已經當了十多年的醫師了。在醫學中心長大，地區醫院茁壯，最後自己開設基層診所立業。深深的體認到目前的台灣醫療生態，各個不同階段的看診生態與每位前來求醫的病患的問題。也承蒙過往中國附醫師長們的教導，讓我在耳鼻喉科這門浩瀚醫學專科中扎下深厚的基礎，另外，亞大附醫許永信院長與田輝勳部主任的支持，讓我有興趣的次專科如：鼻過敏、睡眠醫學、顏面整形以及頭頸外科等等，都有很大的揮灑空間。

大家都會認為，當醫師就是要好好地做研究、寫論文，努力的在醫院勝任教職，才是一位優秀的好醫師。其實，我認為在每個位置上都好好的做好自己的角色，保持初心的努力往前，往往都會有更多不一樣的收穫。無論是上電視節目、錄製廣播、社區演講等等，讓我除了在醫療專業有更深的體悟與改進外，也豐富了自己的生活歷練。時時刻刻都會想起自己從醫的初心，思考如何幫助信任自己而來就診的病患們，落實自我風格，就是一位對患者來說最好的醫師。

與益豪認識也已經有五、六年的時間，從考專科時期的讀書會，到考上專科醫師後一起參加研討會，與益豪越來越加熟識。也對他那清晰的思緒跟對目標的執著度另眼相看，常常跟他請教及討論一些臨床上和日常生活中的問題與困難，也在互相的腦力激盪中，有許多不同的火花產生。

現今台灣的醫療體制，在一個短短3個小時的診，往往需要看動輒40～50個病患，為了能夠有效地在這短短的幾分鐘，抓住病患的主訴重點與最需要解決的問題，反而是現在的醫師最需要碰到的課題。從在看診的經驗當中，我發現很多前來看診的病患都會對自己的問題做功課，但是，資料來源往往是從網路上得來的道聽塗說，許多的說法都不甚正確。有時候甚至會陷入了病人拿著網路上的錯誤資料，來質疑看診醫師的專業：『醫生，我覺得你的判斷不對喔，我查網路上面是這樣寫的耶！』常常讓我對於這些可愛的病人們又生氣又無奈。

因此，漸漸的萌生需要在網路上，有一個可以提供民眾對於專業醫療知識的來源，促成了我與益豪一同打造的『耳鼻喉33問』這個網站。裡面的內容含括了我們在臨床上碰到，大家常見的看診錯誤資訊與誤解，以及許多可以讓病人在進入診間時，對於自己本身的疾病有了先初步的認識，才能更有效率的把問題找出來。

直到現今，我與益豪都自行開業，在繁忙的臨床工作之餘，仍然在持續更新網站內容與時俱進。尤其是彼此的訓練醫院與感興趣研究的專科不同，我們兩個合作這個網站，更是有取長補短的效果。

之後更有幸可以認識瑞玲姐，身為醫療相關的媒體工作者，她與我跟張醫師的理念也很相近，甚至希望可以把網路版的資料出版成實體書，來幫助更多需要尋求醫師協助的民眾。也非常感謝瑞玲姐的校對與修改，把原本比較艱澀教條式的文字，轉化成活潑又大眾化的語言，讓大家更容易吸收。最後，衷心的希望這本與眾不同的耳鼻喉科工具書，能夠幫到有健康問題的每個人。

作者 陳亮宇 醫師

作者序

在台灣就醫真的很方便，不僅有全世界最棒的健保制度，更有專業友善的醫師們為民眾服務，讓民眾可以用最少的錢，獲得最好的醫療品質。

特別是「耳鼻喉科」，不論是感冒、過敏、耳鳴、喉嚨痛、鼻塞、咳嗽等有關上呼吸道疾病，「耳鼻喉科」是站在社區防疫疾病、把關疾病、治療疾病第一線的醫療科別，一點也不為過。

這本書的起始，就在某天打開電腦找資料時，出現『耳鼻喉33問』這個網站，網站裡可以看到張益豪醫師和陳亮宇醫師針對民眾在耳鼻喉科上經常遇到的疾病做說明之外，也會記錄平常看診時有趣的事情。

不過醫師的文字和語言總是不夠口語話，甚至是專業術語太多，讓不少民眾有看沒有懂，這就可惜了兩位醫師開設這個網站的用意。「醫藥記者」是病患和醫師中間的翻譯者，希望能透過口語化的文字與有趣的插畫，讓民眾了解耳鼻喉科的各種疾病，也可以透過這本書知道自己的病灶在哪裡，在就醫時和醫師雙向溝通更加順利，醫病關係更為良好。我是資深醫藥記者王瑞玲，非常感謝張益豪醫師和陳亮宇醫師，能一同合著這本非常實用的工具書。

作者　資深醫藥記者　王瑞玲

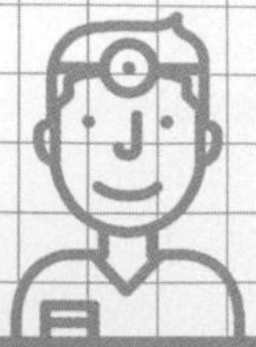

Chapter 1 有關**耳朵**的疾病

目錄 CONTENTS

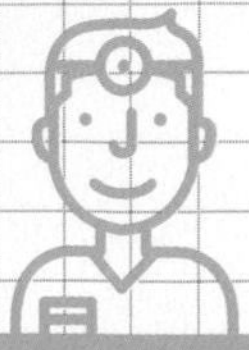

Chapter 2 有關鼻子的疾病

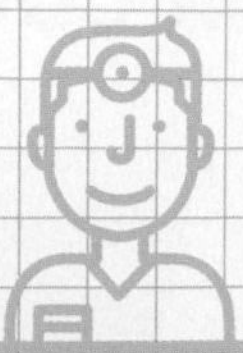

Chapter 3

有關**喉嚨**的疾病

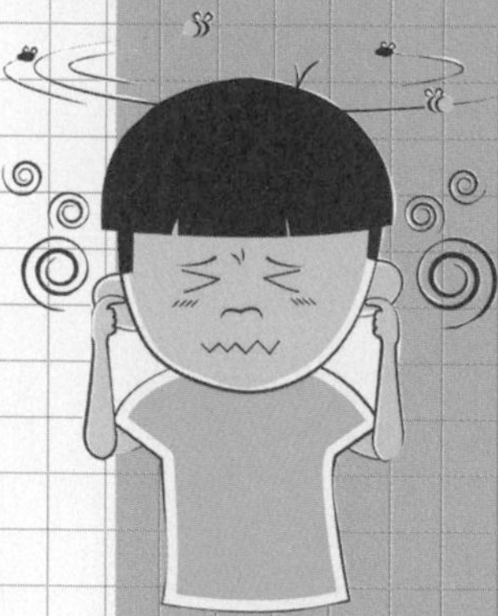

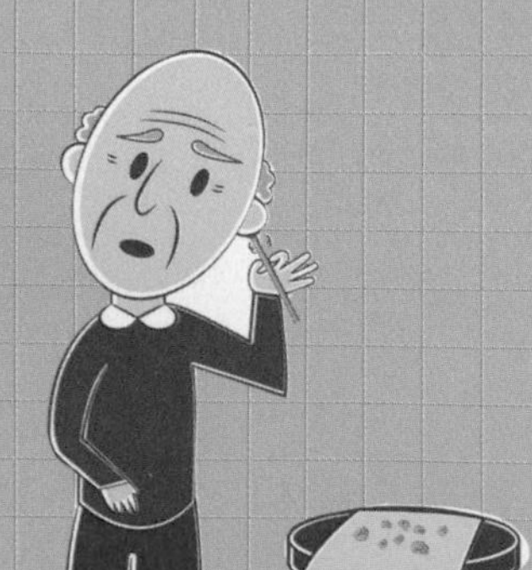

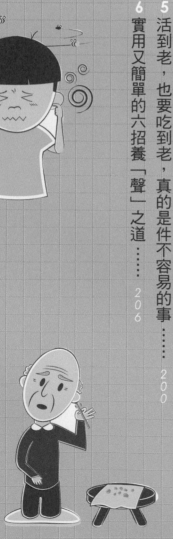

目錄 CONTENTS

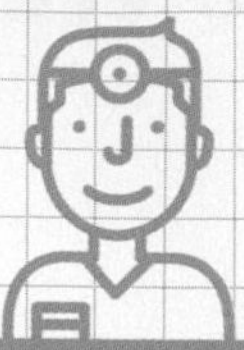

Chapter 4 有關**感冒與流感**的疾病

目錄 CONTENTS

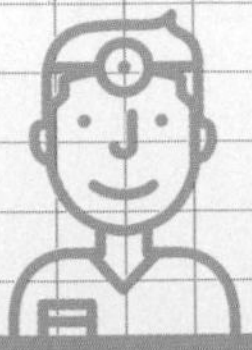

Chapter 5 有關過敏的疾病

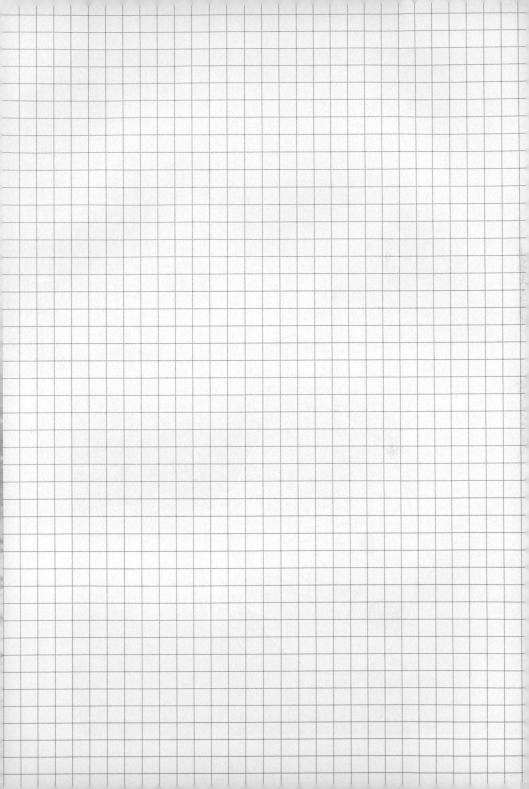

Chapter 1

有關耳朵的疾病

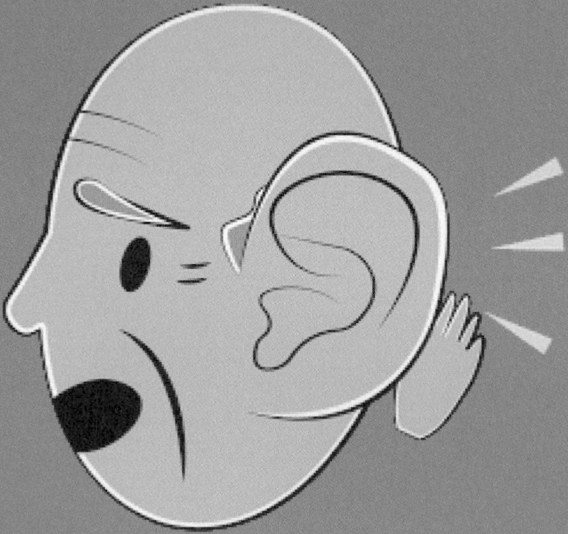

1 天旋地轉、重聽、耳鳴，就是梅尼爾氏症嗎？

EXAMPLE

40歲的林太太眉頭深鎖、走路搖搖晃晃，被先生攙扶著走進診間，詢問之下說出，她時不時的會突然感到天旋地轉、耳鳴、聽不清楚，嚴重時還會出現噁心、全身冒冷汗，有時症狀一發作就是幾個小時，家人懷疑她是不是得了梅尼爾氏症？

梅尼爾氏症本身是一種複雜且漸進式的疾病，因內耳失調，導致頭昏眩暈反覆發作，與聽力減低、耳內高壓力及耳鳴有所關聯。在歐美地區，將近有兩百六十萬人患有此病。過去認為眩暈是腦部所引起的，後來在法國，由梅尼爾醫師發現致病的原因不在腦部，而是耳朵疾病所引起的眩暈，這個疾病就以他的名字來命名。

梅尼爾氏症——症狀

究竟什麼是梅尼爾氏症？一般來說，梅尼爾氏症具有四大特徵：

1. 波動性的感音性聽障

感音性聽障是指，聽覺器官因為內耳淋巴液水腫而造成功能下降，聽力因此而變差。早期會在低頻的部分出現聽力障礙，隨著時間及疾病的進展，聽力會慢慢惡化，到後期高頻率的部分也可能會受到影響。

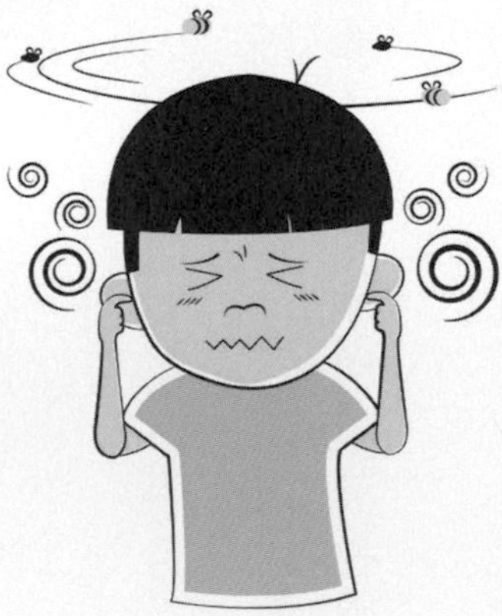

大部份的人是因為「老化」所造成，包括細胞老化、聽覺神經退化。有些患者則是因中耳炎導致的耳膜破損，造成聽覺神經不可逆的損傷，而無法恢復正常的聽力。

此外，若聽覺神經受到病毒感染、藥物中毒、長期暴露在噪音的環境當中，例如機器的運轉、大眾運輸的噪音、長期戴耳機…等等，也會造成聽力上的損傷。

2. 持續或間斷性的耳鳴

耳鳴是低頻、中頻、高頻，甚至可能都摻雜在一起的聲音。有些民眾會形容那聲音很像是火車鳴聲、金屬摩擦音、蟬鳴、嗡嗡的蜜蜂拍翅聲音、水流聲、或是砰砰的心跳聲，每個人的耳鳴表現都可能有所不同，並不是特定的聲音種類才叫做耳鳴。

發生的時間不一定，有些人可能一整天持續著，也有可能只在某個特定的時間、或做某個動作時才會發生。安靜的環境下耳鳴會比較明顯，這其實是很常且合理的，因為安靜環境中，耳朵少了一些外在的音源刺激，當然就更容易感受到耳鳴本身的聲響刺激。

3. 耳朵有悶塞感

患者常會抱怨耳朵有悶塞感，耳朵在聽聲音時，好像被耳塞塞住，也好像是在水中被壓迫的感覺，耳朵脹脹的卻不會有疼痛感。聽到的聲音有距離且斷斷續續，不是很清楚，伴隨耳鳴、強烈的迴音。

4. 眩暈

發作間隔不固定，不見得會天天發生，每一次眩暈的時間，不會像「前庭神經炎」會長達數日之久。發作時間也不像「良性陣發性頭位眩暈症」，只有短短幾秒鐘。梅尼爾氏症患者的眩暈情況，從數分鐘到數小時都有，通常為5分鐘到24小時。

梅尼爾氏症——發病原因

引發梅尼爾氏症的原因目前尚無定論，醫界學者提出數個理論，但都仍未經證實。相關病因理論包括：內淋巴囊或管道堵塞、前庭導水管發育不全、免疫機制、遺傳傾向、病毒感染與血管病因等。

精神緊張、過度勞累也有可能誘發梅尼爾氏症，某些遺傳上的基因、免疫系統也可能與梅尼爾氏症有關。

大部份的患者約經歷3、4小時的眩暈後會逐漸緩解，但幾個禮拜後又再發作，特別是睡眠不足、或在有精神壓力的時候更是容易發作。有些人甚至會伴隨著噁心、嘔吐的症狀。

要確定是不是罹患梅尼爾氏症，必須在以上四項症狀都出現的情況下才能成立。早期可能只出現一、二個症狀，所以經常被忽略而錯過治療的最佳時期。

梅尼爾氏症──診斷

梅尼爾氏症平均開始年齡為20～40多歲，但也可能在各年齡層發生，小孩子也會，男女發生比例相同。

到目前為止，還沒有任何一種實驗室檢查可以確定診斷，所以詳細的病史和基本的醫學檢查就非常重要了。耳鼻喉科醫師需要詢問並收集病患詳細的病史，才能判斷患者的暈眩是否可能由梅尼爾氏症所引起。

所以其實沒有辦法在第一次看診的時候，就很直接地判斷患者就是梅尼爾氏症，患者需要多次的回診追蹤檢查後，確診的正確度才會比較高。

梅尼爾氏症──治療

梅尼爾氏症的藥物治療，在急性期會建議服用止暈藥，即前庭眩暈抑制劑（如cephadol，Dramamine，meclizine）。

也有部分學者會建議使用內耳循環促進劑治療，如 betahistine。另外有部分學者也會考慮使用利尿劑，主要是認為利尿劑可以降低內耳淋巴水腫的程度，但目前對於利尿劑的效果並無定論。通常在適當藥物的治療下，有九成的患者在症狀上是可以獲得緩解和控制。

如果藥物治療不理想且症狀嚴重者，是可以用侵犯性較小的治療方式，像是注射類固醇或抗生素，如鏈黴素（streptomycin）和慶大黴素（gentamicin），選擇性破壞前庭細胞，達到化學性內耳迷路切除的作用，來控制不適的症狀，降低眩暈的症狀發生。但此類型的治療方式有部分可能性會引起聽力衰退情況。因此這種治療方式不建議聽力正常的梅尼爾氏症患者使用。

對藥物無效的患者，才需要考慮用手術治療，手術方式包括內淋巴囊手術、前庭神經切除術與內耳迷路切除術。手術方式日新月異，在此僅提出部分手術。

❶ 內淋巴囊手術：透過減壓、分流的方式，來減少內淋巴液腫脹的狀況，藉此來減輕眩暈症狀。

❷ 前庭神經切除術：可能減輕90％到95％病人的眩暈，但有10～20％

的風險會有感覺神經性聽力損失。而且前庭神經切除術需要全身麻醉與開顱手術和重症加護病房的隔夜監測，所以並非所有民眾都願意接受。

❸ 內耳迷路切除術：破壞骨和膜性迷路，也就是去除全部患側耳朵神經上皮的手術，在幾乎所有的患者都可以減輕眩暈，但也容易導致不可逆的聽力損失。也因此這項手術大多只在患者聽力幾近喪失、或完全喪失時才能施行。

生活作息調整，可以降低發生率

當症狀發作時，儘量保持安靜、平躺。但最重要的還是平時就要保持良好的生活作息，不要熬夜、減輕壓力、避免長期處在有噪音的環境。

由於梅尼爾氏症反覆發作的機率很高，患者不要過於勞累、必須降低熬夜、壓力過大的情況。同時最好能養成定期運動的習慣，也要避免抽菸，飲食上也要減少攝取高鹽、咖啡因、酒精與巧克力刺激性等食物，也要定期到耳鼻喉科追蹤，切勿自行停藥，才能有效控制病情，不讓它惡化。

2 眩暈時，該怎麼辦？

EXAMPLE

60多歲的張媽媽在廚房整理剛從超市買回來的菜，把它們一一放進冰箱後，正打算到客廳歇一會兒，沒想到才剛一起身，就突然感到頭暈、天旋地轉、頭重腳輕，忽然一下子站都站不穩，差點兒整個人摔倒，這突如其來的情形把張媽媽嚇出一身冷汗，趕緊扶著流理檯站穩，過了十多分鐘確定自己不再頭昏時，才慢慢走到沙發上坐著休息，一動都不敢動。

當我們在日常生活中遇到這些狀況時該怎麼辦呢?千萬要鎮定、不要緊張,以免誘發更嚴重的疾病,例如心臟血管栓塞,或慌張跌倒而造成身體摔傷、骨折……等意外。

造成眩暈發生的原因

眩暈多半是掌管身體平衡感覺的前庭器官異常所引起,例如耳石異位症、感冒時引發的前庭神經炎,或腦部血流不足而造成血壓過低,頭部受過傷的人和慢性中耳炎的患者,也較容易發生眩暈的情形。

若發作後需要更長的時間才會停止,背後可能隱藏著某些疾病,例如自律神經功能的失調、糖尿病合併神經學病變、帕金森氏症、消化道出血引起的嚴重貧血、肺栓塞、腦梗塞、腦出血等血管病變,或藥物所引起。其他像是更年期障礙誘發的眩暈、心因性眩暈、心律不整眩暈等等。

眩暈發生後是否需要立即就醫？

眩暈的型態以旋轉性最為常見，但也有患者感覺腳浮浮、人輕飄飄的，甚至是眼前一陣黑，這種現象較常發生在中高年齡，或高血壓、高血脂症患者的身上。如患者經常伴隨著神經功能障礙，可能是急重症的警訊，應立即到神經內科或腦神經外科接受治療。

以下提供幾項眩暈以外的症狀，只要符合其中一項，就可能為腦梗塞或腦出血所造成，有可能在短時間內導致生命的危險，這時就需要立即打電話叫救護車或儘速將患者送到急診檢查。

❶ 劇烈頭痛。
❷ 複視（看東西時有兩個影子的感覺）。
❸ 視野變狹窄。
❹ 單側手腳發麻或無力。
❺ 單側手使不上力。

❻ 嘴巴四周發麻。

❼ 口齒不清、說話不清楚。

❽ 單側臉下垂歪斜。

以上只要符合其中一項，請儘速就醫檢查。

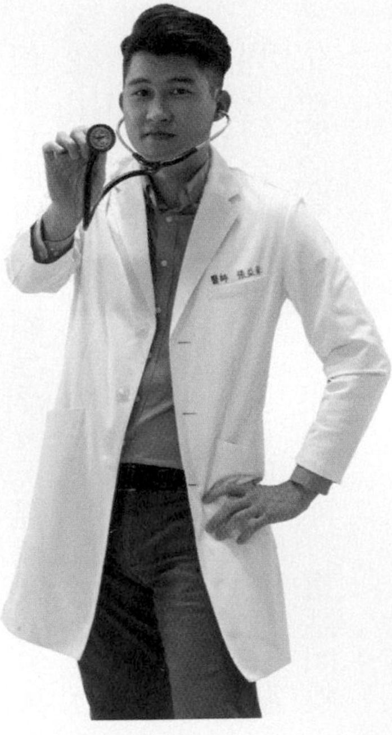

眩暈急性與慢性的生活照護

急性期	慢性期
身體靜止不動，放鬆姿勢，躺臥。	避免長期壓力堆積。
鬆開束縛身體的皮帶和內衣。	飲食規律且均衡。
選擇微暗且寧靜的室內休息。	每天八小時以上足夠的睡眠。
不要看眼前移動的物體。	避免突然大幅度活動身體。
儘可能坐著或躺在椅子上，不要移動或晃動。	避免長期待在吵雜喧鬧的環境。
	避免長時間看著搖晃的物體。
	洗澡時水溫不宜過高。
	保持有氧運動的習慣。

眩暈發生時的注意事項

發生突如其來的眩暈時，請務必沉著以對，首先確保人身安全，外出時要格外注意與他人碰撞，避免發生跌倒的危險。

除此之外，如果在階梯上或搭手扶梯時眩暈發作，請立即緊緊抓住身旁的扶手，或貼住牆壁，並保持身體穩定，如果身邊有其他人，也要清楚告訴對方自己的狀況，因有人在旁協助會比較安心。

如果是在料理三餐使用爐火時發生，務必立即關閉爐火，以避免火災發生。接著移到安全的地方，讓身體保持穩定，儘可能坐著或躺在椅子上休息。由於噪音與過於明亮的光線會持續帶來刺激，因此應該儘量在微暗且寧靜的地方休息。

選擇躺臥休息時，頭部朝哪邊都可以，以舒適且不會繼續誘發眩暈為原則。

若是合併有噁心跟嘔吐症狀的病人，可以準備一些報紙或塑膠袋在身邊，記得鬆開束縛身體的皮帶和胸罩等會造成不適的衣物，重複多次深長且緩慢的腹式呼吸，眩暈症狀會逐漸緩和。

眩暈的藥物治療

若是良性的眩暈，只要保持正常的生活作息、不熬夜、適度有氧的運動，通常很快就能自行痊癒，是不需要再做特別的治療。

但診斷若為中樞神經或末梢神經所引起的眩暈，除針對疾病所造成的眩暈接受藥物治療之外，醫師也會給予通暢血液循環的藥物或抗焦慮劑，或是消除內耳水腫的藥物，如利尿劑，必要時仍需要接受外科手術。

臨床上會引起眩暈的疾病不少，治療的方法也會因疾病的輕重而有所不同，為了能有正確的診斷與治療處方，患者在對醫師描述病情時，最好能用精準且明確地告訴醫師發生眩暈時的症狀、發生的時間點、當時在做什麼、每一次眩暈的發作時間，說得越仔細、越不含糊，醫師越能正確地做出診斷，才能有利於日後持續性的治療，讓眩暈發生的機率降到最低。

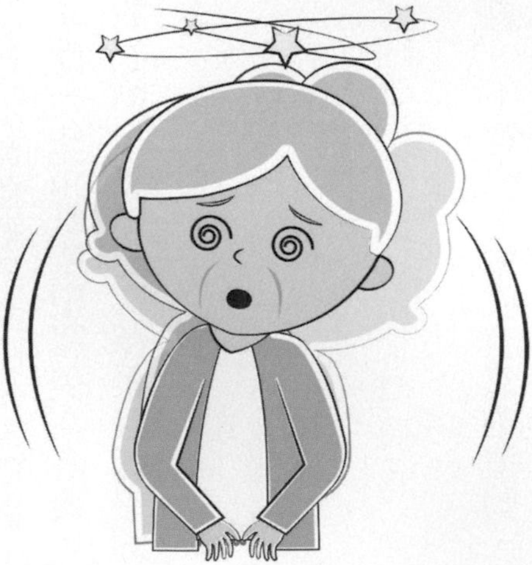

3 老年人比較容易會耳垢阻塞是真的嗎?!

EXAMPLE

70多歲的王老先生這陣子總覺得左側耳朵悶塞感很重，甚至有點重聽，有時孫子在耳邊叫爺爺，他都聽不太清楚，一問之下，才說出自己平常有用掏耳棒和棉花棒挖耳朵的習慣。醫師用耳鏡檢查了一下他的左耳與右耳，發現左側耳朵被耳垢塞住了，後來醫師將猶如軟木塞般的耳垢整條緩慢取出，他頓時聽清楚孫子說：「哇～好恐怖喔！我不要變老，老了之後耳屎都會變好大條」，爺爺聽到孫子這樣說尷尬不已！

老年人比較容易有耳垢阻塞

臨床上耳垢阻塞的情況，老年人發生的比例確實比少年或青壯年的人多。

一般俗稱的「耳屎」、「耳垢」，在醫學稱之為「耵聹腺」。耳垢（俗稱耳屎），是由外耳道上腺體的分泌物，與皮膚脫落的蛋白質碎屑所形成的。

正常的情況下，在外耳道皮膚的表面上會形成一層薄薄的耳垢，隨著空氣乾燥形成薄片，通常在咀嚼或說話時會脫落排出，其實是不需要刻意去定期清除耳垢，除非天生耳道的結構有異常、耳垢屬於比較濕黏的狀況等等，才可能需要定期找耳鼻喉科醫師定期清理耳垢。至於老年人，也是屬於可能需要定期清耳垢的群組，因為年紀老化之後，腺體分泌物中的水分比例會減少、油脂的成分會變多，所以老

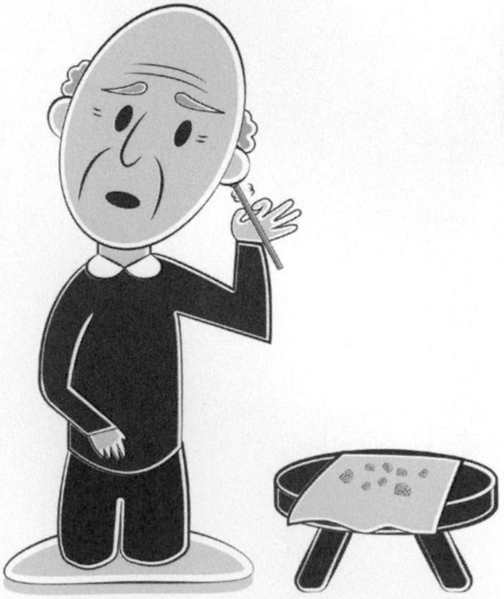

人家的耳垢比較油膩黏稠，也因此比較容易造成耳內栓塞的情況。

耳垢的功能

耳垢是不是一無是處呢？其實不然！耳垢對於我們身體至少有兩個重要功能，一是保護外耳道，二是具有殺菌效果。

耳垢會包覆在外耳道的毛髮及外表皮上，因為它是具有黏稠的液體，可使進入的異物，像是灰塵、小蟲被黏住而卡在外耳的淺處，不致進入耳朵的深部。關於抗菌的效果，在一九八〇年時，美國國立衛生研究院就已經證實，耳屎對10種細菌具有顯著的殺滅效果，同時也能抑制真菌的生長。

耳垢堵塞的特徵

當耳垢堆積堵塞在外耳道時，可能會引起聽力減退、耳朵堵塞感等症狀。

若不加以處理治療，有時也會引起外耳道炎。

耳垢不需要刻意清理

既然耳垢有上面提到的保護與殺菌的功能，就不應該刻意去清除耳垢，避免破壞了上述的兩大功能。此外，由於人體的外耳道表皮本身具有「自清」的功能，成人因耳道較寬，鬆動的耳垢在咀嚼、講話時可以自行排出外耳道。耳道深部新細胞形成時，也會將老細胞逐漸往外推出，所以不用刻意去清理耳垢。

不過，還是有一些人建議，定期到耳鼻喉科門診就診接受耳垢清除治療，例如外耳道比較狹窄或彎曲的患者、耳垢比較油性而時常阻塞的患者、曾經接受過耳朵手術而引起結構異常的患者、洗澡或游泳時，水會經常流入耳道內，使得耳垢容易潮濕沾黏在外耳道上，進而造成阻塞的人。

若有這種情形，建議尋求專業耳鼻喉科醫師的協助，千萬不可以自行掏耳朵，在洗完頭後，也千萬不要拿棉花棒掏耳朵，如此做不但可能將耳垢往更深處推進去而堵塞，有時還會造成外耳道甚至耳膜的創傷。

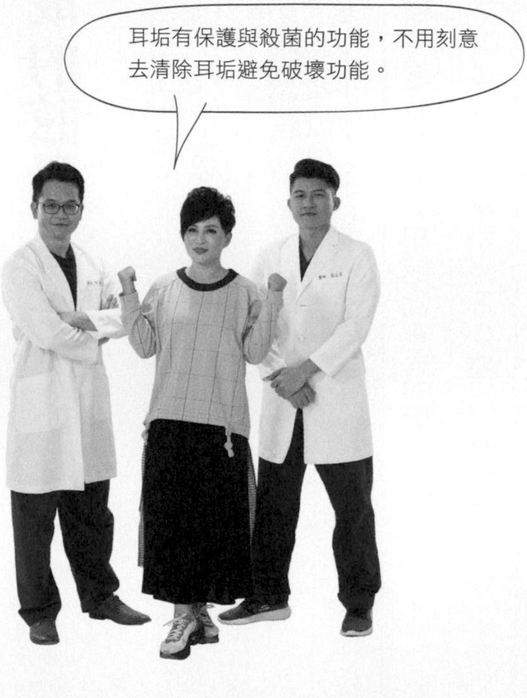
耳垢有保護與殺菌的功能，不用刻意去清除耳垢避免破壞功能。

4

耳朵有石頭?!耳石異位造成的眩暈

EXAMPLE

80歲陳奶奶早上醒來，睜開眼只覺得天旋地轉，起身坐在床邊更感到噁心想吐，擔心自己是不是快要中風？還是腦出血的前兆？嚇得趕緊打電話把兒女全找回來，更是不敢擅自移動。檢查後發現陳奶奶因耳朵裡的耳石脫落，導致良性陣發性眩暈，產生迴轉性眩暈。經醫師處理後大幅度改善了陳奶奶的眩暈症狀，終於讓她鬆了一口氣。

什麼是耳石異位症？

這疾病標準的醫學名稱為「良性陣發性頭位眩暈症」（Benign Paroxysmal Positional Vertigo，簡稱 BPPV），俗稱耳石異位症或耳石脫落症。

這裡的「耳石」，指的並不是耳垢（耳屎），而是前庭裡的一種小結晶，主要的功能是用來偵測頭部的移動。我們耳朵裡面有個負責平衡的結構叫做「橢圓囊」，其中的耳石脫落，飄流到了負責平衡感覺的半規管中，然後刺激到半規管而誘發眩暈。簡單地說，就是內耳的耳石（otolith）是屬於正常的身體構造，只是它跑到了不該去的地方，而引起眩暈症狀。

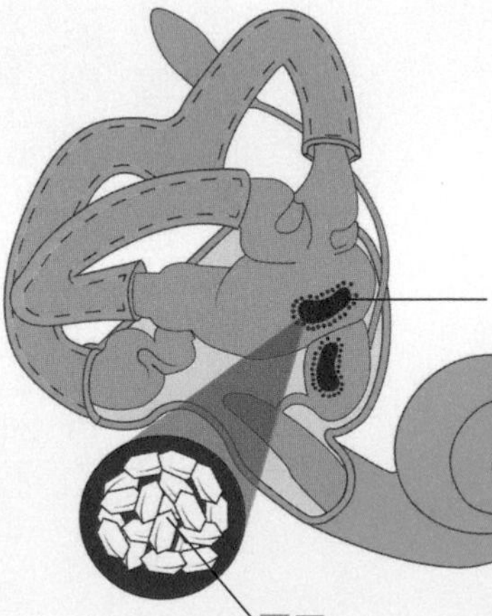

眩暈是長輩們常出現的症狀，單就眩暈的感覺來看，可分為「迴轉性眩暈」和「非迴轉性眩暈」。前者是指頭暈時，感覺自己與周遭景物都在旋轉，此時觀察患者，可發現眼睛不停地轉動，且合併有噁心、嘔吐的症狀。嚴重時更無法站立，這種情況大部分為內耳出現狀況所引起。不過有時小腦或腦幹異常時，也會出現相同的狀況。

造成耳石脫落的原因

- 頭部外傷
- 老化
- 噪音傷害
- 藥物造成耳毒性
- 前庭神經發炎

• 慢性中耳炎
• 耳科手術

耳石異位症的疾病特徵

有8成耳石脫位症的患者都發生在後半規管部位，由於這部位跟頭部的垂直運動有關，因此通常都是在做向後仰或是低頭的姿勢時，或是躺下後要起來時發生。

暈眩的患者中，有4成的患者是因為良性陣發性頭位眩暈症所引起，之所以被稱是「良性的」，主要是異位的耳石會被身體慢慢吸收，在經過一段時間之後就會自我康復。大多數患者在數個星期到數個月內暈眩會逐漸改善消失，治療上並不困難，但也有大約30%患者，在數年後容易再度復發。

良性陣發性頭位眩暈症的疾病特徵

- 暈眩的產生跟頭部的姿勢變化有很強的關聯性。
- 單一次發作的眩暈時間很短，一般不超過一分鐘。
- 一天中隨著每次發作，暈眩的嚴重程度會鈍化，強度會下降，通常早上最嚴重。

耳石異位症的診斷

耳鼻喉科醫師會依據「臨床表現」及「良性陣發性頭位眩暈症」的姿勢變換的特殊檢查試驗（Dix-Hall pike），來做確定診斷。

姿勢變換檢查試驗（Dix-Hall Pike）是讓患者坐在床上，頭部轉向一側，隨即迅速躺下，並且讓頭部低於床的一端。當有良性陣發性頭位眩暈症的患者在幾秒後會出現嚴重的眩暈，眩暈的時間約持續15秒，並產生眼球震顫、旋轉。

當患者坐起後，眩暈的反應又會再次發作，但眼球震顫的方向與躺下時相反。

耳石異位症的治療方式

耳石脫落所引發的良性陣發性頭位眩暈症，眩暈時間通常不會超過一分鐘，所以其實不需要服用止暈藥。耳鼻喉科醫師診斷後會依據患者的狀況，決定是否執行耳石復位術。耳石復位術務必要由專業的耳鼻喉科醫師來執行，絕對不能自行亂做，否則會讓症狀變得更加嚴重。

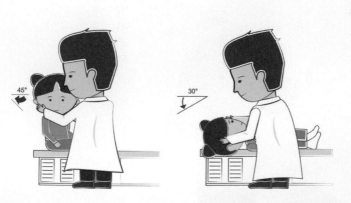

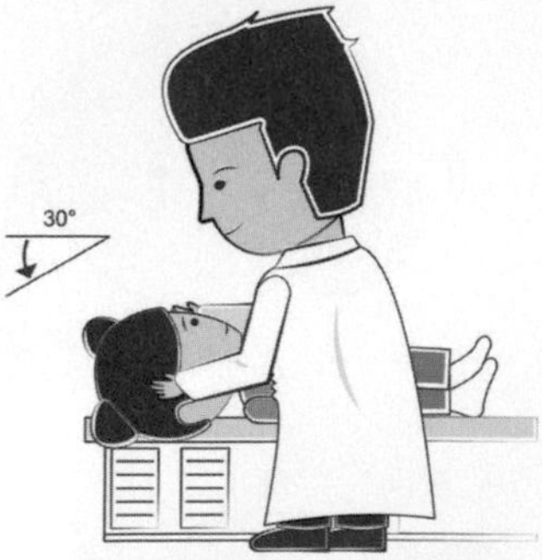

發病的期間需留意的注意事項

- 避免頭部劇烈晃動，以免引發眩暈。
- 起床與臥床時，應放慢速度，避免頭部快速晃動。
- 睡覺時將枕頭墊高，保持頭部抬高30度的姿勢。
- 避免躺向會暈的那一側。
- 儘量避免站立低頭的姿勢來洗頭，儘量以平躺仰臥的姿勢洗頭（可至美容院或理髮店洗頭）。
- 避免低頭撿東西及抬頭看天花板等動作。
- 請勿自行執行耳石復位術。

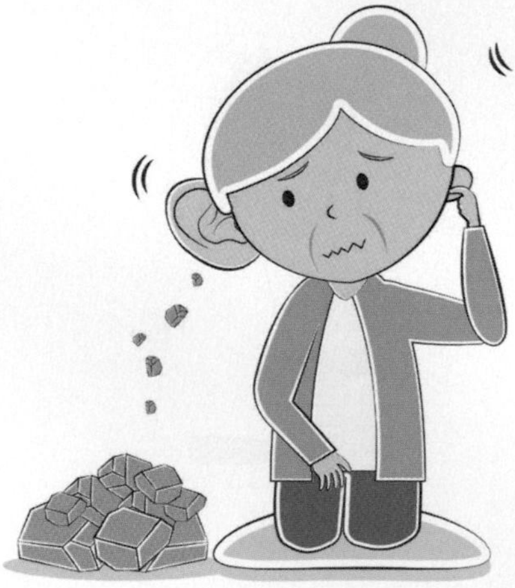

5 耳朵沒發炎耳朵卻很痛?!是顳顎關節炎在作崇

EXAMPLE

22歲黃姓女大生某天右耳突然出現劇痛，到耳鼻喉科檢查右耳內外構造後，並沒有發炎或腫脹，但當醫師輕壓她右耳前方的顳顎關節時，女大生臉部立刻扭曲，還痛得哇哇大叫！醫師再要求她張嘴時卻感到右耳特別疼痛，最後檢查確定是顳顎關節炎所引起的耳朵疼痛。

顳顎關節發炎，頭也會疼痛

「顳顎關節」是身體最小的關節結構之一，也是最複雜的關節之一，顳顎關節也屬於咀嚼系統的一部分。

咀嚼系統包含顎顏面骨、關節、韌帶、肌肉及牙齒咬合結構，經由複雜的神經系統所控制，它位在我們下排牙齒的下頷骨，和頭骨的顳骨部位相接合之處，正好在人體的外耳道前方，所以一旦顳顎關節發炎，常被患者誤以為是耳朵痛。

臨床研究發現，頭痛及顳顎關節障礙有很高的比率會同時發生。由於頭痛肇因於三

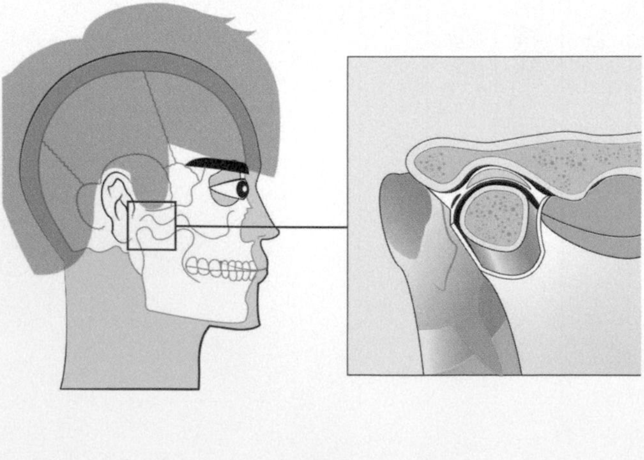

叉神經的第一分支，而顳顎關節障礙大部分牽涉三叉神經的第一及第二分支，兩者具有相同的痛覺接受神經系統。

研究指出，有顳顎障礙的患者，在兩年內會出現頻繁頭痛的機會，比沒有顳顎關節障礙的人多出3倍。所以如果會常常頭痛的人，也要留意是否也有顳顎關節障礙的問題。

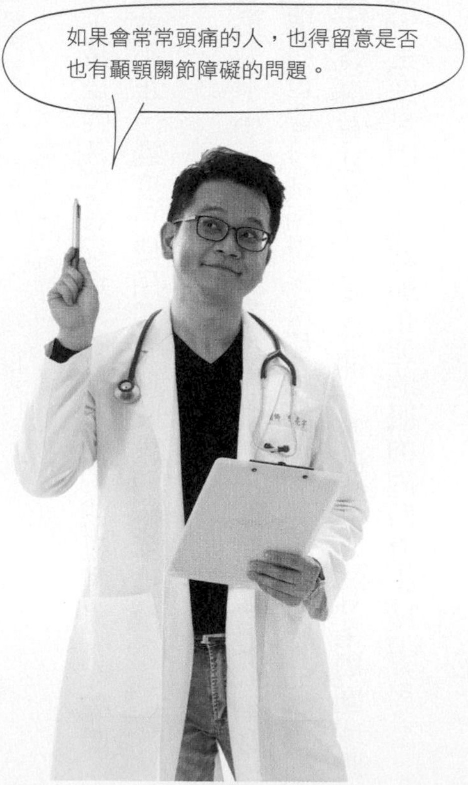
如果會常常頭痛的人，也得留意是否
也有顳顎關節障礙的問題。

顳顎關節炎的原因與症狀

顳顎關節之所以發炎，常是因為患者咬到太硬的東西；或打呵欠、發聲時，嘴巴張太大；或是牙齒咬合不正、過度只使用某一側咬東西等所造成。

此外，現代人的生活壓力不小，當情緒不穩或有睡眠障礙時，「夜間磨牙」和「不自覺咬緊牙關」的情形也會時常出現，這都是加重顳顎關節發炎的機率。

有時候顳顎關節發炎不只是有耳朵前方會疼痛，有時甚至連耳朵周圍或腮腺部位都會感到疼痛無比，主要是因為與關節相連的肌肉同時發炎所導致。

典型的症狀包括打哈欠時耳朵附近會痛，甚至發出喀喀聲，吃東西時嘴巴張不開、硬的食物也咬不動，常常一覺醒來感到肩頸酸痛，甚至眼壓痛、也常會偏頭痛，也有耳鳴的現象產生。

顳顎關節發炎的治療方法

治療的方式與常見的四肢關節發炎相同，必須讓關節獲得充分的休息。在物理治療上，關節發炎急性期24小時內，可以採冰敷的方式消炎。超過24小時後，則改使用熱敷，對減緩疼痛十分有幫助。冰敷、熱敷的方式，可以用毛巾沾冰水或熱水來執行，一次時間約10到15分鐘，一日可敷數次都無妨。

在藥物治療上，口服的解熱鎮痛劑與肌肉鬆弛劑，都可以快速讓疼痛緊繃的肌肉放鬆，對於改善嚴重發炎是有幫助。

對於夜間磨牙，或是精神過度緊張的患者，適量的鎮靜安眠藥物能使心情放鬆、改善睡眠品質，有助於減少顳顎關節發炎頻率。或是請牙科醫師製作咬合板，改善或治療夜間磨牙的問題。另外也有部分民眾請耳鼻喉專科醫師評估是否適合在咀嚼肌上面注射肉毒桿菌來放鬆肌肉，降低磨牙的機率。

　但若是經過3到6個月的藥物與物理治療均無效時，可能就要考慮使用微創或手術介入性治療，包括觸痛點注射、肉毒桿菌素注射、顳顎關節內沖洗及顳顎關節鏡檢查。

　患者儘可能吃比較軟一點、避免過硬的食物，減少張大口說話，以減少關節太過用力活動。

　要特別提醒，喜歡用耳塞式耳機的人，也不能戴太久的時間，因為耳塞式的耳機也會壓迫到顳顎關節，造成耳朵前方的疼痛。

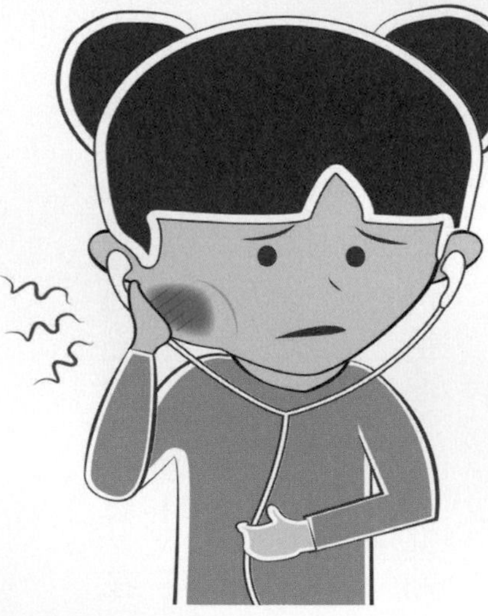

6 小心，耳黴菌毀了你的聽力

EXAMPLE

63歲的張阿姨，退休後喜歡到生活會館的水療池紓壓，泡完澡之後再進蒸氣烤箱「鬆一下」。但每次回家後總覺得耳朵濕濕癢癢又悶悶的，就直接用小拇指或棉花棒來掏挖耳朵。最近耳朵悶癢的情況越來越嚴重，她趕緊找耳鼻喉科醫師求救，醫師用耳鏡一照發現，有像黑胡椒粒的東西在她外耳道內，啊，原來張阿姨的耳朵發黴了！

有些人因耳朵搔癢，喜歡直接用小指頭、髮夾、筆、掏耳棒⋯等物品，伸進耳朵內去掏挖它，偏偏不管怎麼掏挖都還是覺得奇癢無比，殊不知這個不好的習慣，會讓黴菌在耳朵裡有了良好的滋生環境，造成「耳朵發黴」！

耳朵發黴在醫學上正確的名稱是「耳黴菌病」（otomycosis），在耳鼻喉科門診裡是很常見到的疾病。由於真菌喜歡生長在潮濕的地方，通往頭顱深處的外耳道就成了它們最喜歡孳生的地方。可怕的是「掏挖」的動作，常常讓我們的耳朵裡面受傷了自己卻不知道！

耳屎不用刻意去掏挖，它會自動掉出來

在一般的情況下，耳屎是不用掏挖的！因為耳屎會透過日常的咀嚼、說話、嘴巴開合活動過程中，做出肌肉牽拉的動作，這些動作就能使耳屎自動掉出來，所以平時根本不需要頻繁、刻意地去清理它。

僅有少數的案例，例如耳道結構異常過度狹小或彎曲、有油性耳垢體質的

人，可能就需要定期去找專業的耳鼻喉專科醫師來處理耳垢問題，以免造成阻塞而影響聽力。

外耳道內的皮膚和我們四肢的皮膚一樣，是對抗外界病原入侵的第一道防線，兼具有保護外耳道與殺菌的功能，所以洗澡或游泳後耳朵進水，都不會出現感染的情況。由於正常人的外耳道是處於略偏酸性的環境，當耳內進水或不適當的用藥，就有可能改變外耳道的酸鹼值，這時有利於黴菌的孳生。

耳朵發黴大多是人為造成的

但若頻繁掏挖耳屎，不僅容易造成皮膚出現傷口，不知不覺更大大提高外來病菌有機可乘的風險，所以很多外耳道的真菌感染，大多是人為因素造成的。

台灣是屬於潮濕的氣候國家，「黴菌性外耳道炎」便屬於常見的耳部感染，發病的機率也就比乾燥型國家來得高。此外，除了像張阿姨喜歡泡澡、泡溫泉的人之外；愛好水上活動者；曾經接受過中耳手術的患者；免疫力較差、有全身性慢性疾病（如糖尿病），而正在使用免疫抑制劑或類固醇的患者；一旦不當使用抗生素，也會增加黴菌感染的機會。

耳黴菌疾病的特徵

耳黴菌病常見的病原菌是「白色念珠菌」和「黑麴菌」。白色念珠菌在感染初期以滲出分泌物為主，後期會在發炎部位出現肉芽組織。外耳道則會出現潮紅糜爛，表面覆蓋著白色或奶油狀的沉積物。

然而被黑麴菌感染後，一般是不侵犯到骨質，也不會破壞組織，僅在外耳道形成黃褐色或黑色的菌絲團塊，感覺就像黑胡椒粒分散在外耳道附近似的。

這些黴菌在外耳道若大片地孳生而蓋住耳膜與外耳道，患者就會出現耳朵悶脹、阻塞、發癢、潮濕，嚴重時出現耳鳴、眩暈而影響聽力，甚至造成聽力的受損。

耳黴菌的治療方式

耳黴菌造成患者的困擾，主要是耳朵搔癢和過多的耳垢。正常的耳垢大多很容易清除，但是耳黴菌病的耳垢會與外耳道緊密地結合，猶如牆上的壁紙，所以耳黴菌的治療方式以局部治療為主。

首先清除外耳道內的分泌物，使外耳道保持乾燥。醫師在移除分泌物時，

白色念珠菌

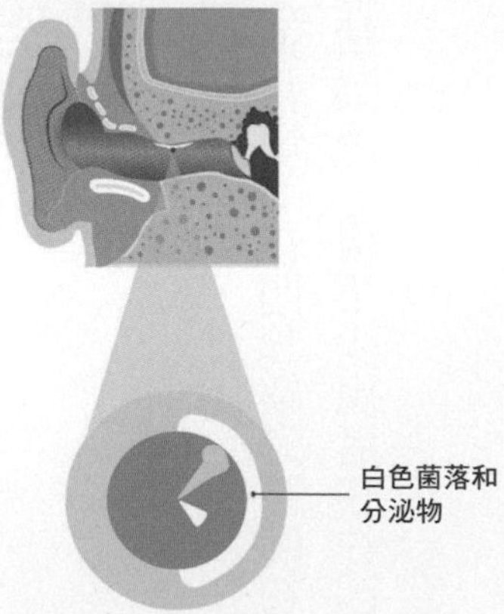

黑麴菌

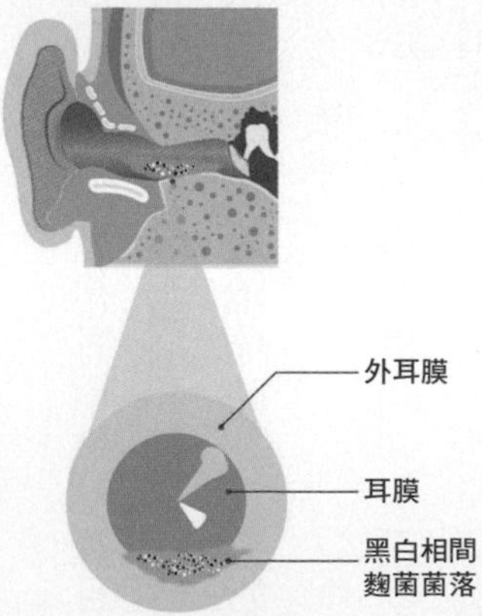

必須先找到分泌物的邊緣，並用鑷子夾緊再整片撕下來。若是耳垢黏貼在耳膜上，則必須先用藥水軟化，再用吸引管慢慢將它吸出來，以免傷到耳膜。

清除完分泌物後，局部再使用抗黴菌藥物來治療。一般治療時間需要數週才能根治，患者一定要耐心配合，才能降低其復發的機率。

清除耳垢之後，患者耳朵的悶塞感會立刻消除，聽力也在瞬間恢復正常，不過這只是治療的開端而已，由於黴菌會深入耳道皮膚的表皮層，若沒有徹底殺死黴菌，將容易死灰復燃，因此患者一定要每天認真地點藥水。

耳滴劑的使用方式

耳滴劑是治療耳朵疾病時常用的治療方式，通常患者在門診經過醫師初步處理清理後，醫師會開立耳滴劑讓患者帶回去繼續治療。但不少患者往往因為不知道該如何正確使用而延誤治療時機。

患者只要遵照6個步驟—溫、拉、滴、壓、等、乾，就能好好把藥水滴進去，有效地殺死耳朵裡的黴菌。

❶溫：使用前將藥水放在手掌心上旋轉溫熱一下，讓藥水接近體溫，不可讓藥水溫度低於30度。溫度過低的藥水容易在滴入後造成內耳不平衡，反而容易發生眩暈的情況。

❷拉：滴入藥水前，頭部應先側向另一邊，用一隻手將耳朵往後並向上拉（成人往後往上拉，小朋友要往後往下拉），將外耳道拉直，如此可以幫

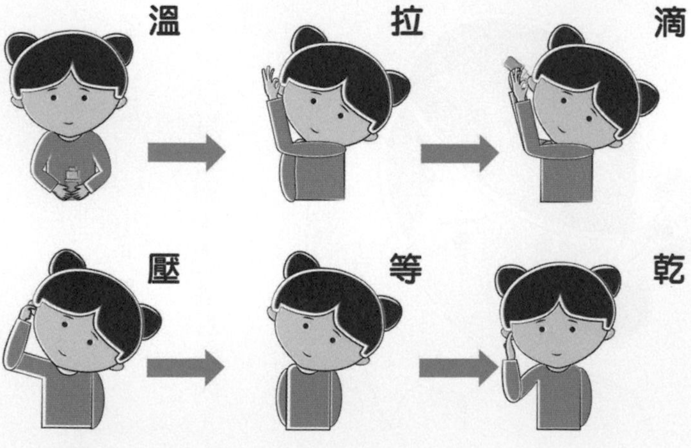

助藥水順利流進耳道內。

❸滴：由於每個人滴進去的份量因症狀的嚴重性而有所不同，至於一次要點多少滴進入耳內，務必要詳細詢問耳鼻喉科醫師，切勿自行更改劑量。

❹壓：輕輕地按壓耳道前的小軟骨3～4下，可以幫助藥水流進耳道內。

❺等：將點好藥水的一側，頭部稍微傾斜約15度左右，維持姿勢至少10分鐘讓藥水能順利在耳內起作用。

❻乾：等待10分鐘後，再將頭部稍微傾斜向另一側，讓剩下的藥水自然從耳內流出，這時用紗布輕輕擦乾流出來的藥水，千萬不可以用手或棉花棒去觸碰外耳道，以免又再度遭受到感

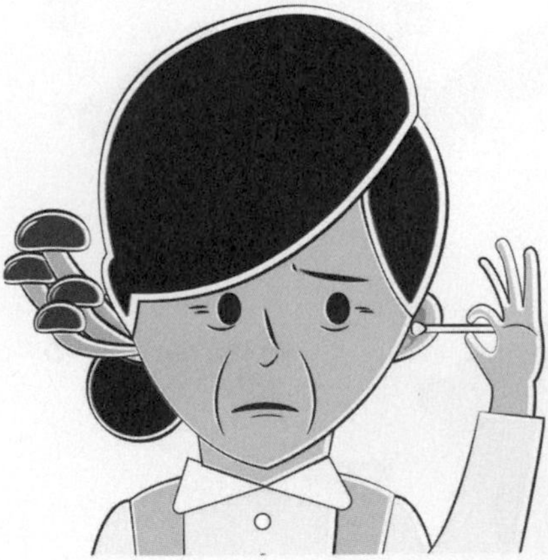

染。

耳黴菌的治療就像是龜兔賽跑般，當偷懶或忘記點藥時，黴菌還是繼續向前走，如果再不認真治療，黴菌就會更早一步抵達終點！

除了認真點藥之外，患者也要定期回診，一方面是檢視治療後的效果，另一方面則是清除後續生成的耳垢和脫屑。

當黴菌感染獲得控制後，患者也要注意日常生活中的細節，像是儘量保持耳道的乾爽、避免和家人共同使用掏耳棒，更不要在理髮店或美容院請人掏挖耳屎等等，以免舊疾復發，或是將黴菌傳染給別人。

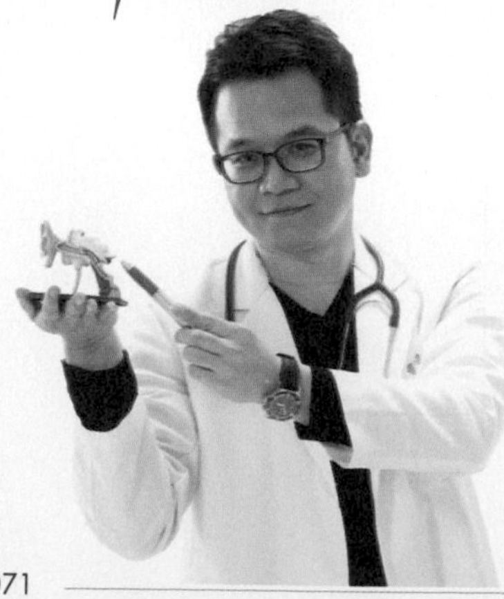
有人因耳朵癢，喜歡直接用小指頭、髮夾、筆、掏耳棒等等物品去掏挖，會讓黴菌在耳朵裡孳生，造成「耳朵發黴」！

7

突然一邊耳朵聽不到了？突發性耳聾發作

EXAMPLE

5歲的小華是54歲陳阿公最貼心的孫女兒了，
不管小華說什麼、要什麼，陳阿公總是使命必達。
有天陳阿公睡完午覺準備要起床時，
只見小華拉著他的左手，嘴巴不停地在動，卻突然聽不到她在說什麼，
感覺左耳好像被東西塞住了，連著三天左耳一直聽得不是很清楚，
本來就有高血壓的陳阿公，這時血壓變得更不穩定，

心情也跟著焦慮了起來。女兒趕緊帶爸爸去醫院檢查，原來是罹患「突發性耳聾」。

每年一萬人當中，就有一人會發生

每到秋冬季節時，在耳鼻喉科門診中，偶爾會遇到患者抱怨單側耳朵聽不到聲音、或是聽力有明顯下降，這樣的患者很可能就是罹患所謂的「突發性耳聾」，也就大家所熟悉的「耳中風」，每年一萬人當中就有一人會發生！

突發性耳聾在醫學上的定義為──「三天之內連續出現 3 個聲音頻率大於30分貝的感音神經性聽力減退」，這種情況多發生在單耳，且以左耳發生率比較高，（左耳佔55％，右耳佔45％），多數的患者會出現耳鳴，有1/4的患者同時伴有暈眩的症狀，發病年齡約在40到60歲，男女發生比例相當。

突發性耳聾發生的原因

只有少數的突發性耳聾患者可以找到確切的致病原因，而絕大部分的患者無法經由檢查確認是哪些原因造成。大部分患者在發病前，身體處於過度疲勞或精神、壓力、情緒起伏明顯，也有的患者是在無任何預警下發生，通常在天氣變冷的秋冬季節是疾病的好發期。

目前有許多可能的致病原因被提出，包括病毒感染、內耳血流灌注不良、內耳淋巴系統破裂、自體免疫疾病等等，但大多數患者是查不到特別原因的。有些患者可能在突發性耳聾發生前有感冒症狀，當時病毒進入內耳，導致內耳感染、發炎，進而造成聽力障礙。也有些患者是因為支配內耳細胞的血管，因痙攣或血栓，造成循環不良，而導致細胞缺氧或壞死引起突發性耳聾，如小腦橋腦中風等。

此外，自體免疫病患者，如類風濕性關節炎、紅斑性狼瘡等，有可能併發突發性耳聾來表現的自體免疫內耳疾病，聽力可能有時好時壞的現象，而且雙耳的比例較高。

此外，聽神經瘤或小腦橋腦角腫瘤，有1/5至1/10的比例會以突發性耳聾來表現，對於出現重度聽力喪失、或聽性腦幹反應異常的患者，醫師會視情況進一步安排核磁共振（MRI）檢查。

突發性耳聾的黃金治療期

一般而言，突發性耳聾的黃金治療期約在7天內，一般建議患者必須儘快接受檢查與治療。治療的方式有口服類固醇、血管擴張劑、高劑量類固醇及血漿擴張劑點滴治療、自費高壓氧治療、與耳膜內注射等，不過，患者必須和醫師詳細討論病情後再決定治療方式，來挽救聽力喪失的情況。

目前最常被用來治療且被認為最有效的藥物為「類固醇」，目的是用來降低發炎的程度。醫療文獻指出，接受類固醇治療大約有1/2的患者，聽力狀況有恢復。

類固醇可以用口服或點滴治療的方式給予。口服的方式，以定期回診進行治療，療程時間大約兩週。點滴的治療方式，需要到醫院就診並住院治療，住院的天數大約為5天。

短期點滴注射高劑量類固醇，其副作用可能會造成糖尿病患者血糖控制不佳、高血壓患者血壓控制不佳、凝血功能異常，造成胃潰瘍合併出血的風險。

突發性耳聾的其他治療方式

對於靜脈點滴注射類固醇無效、或血糖控制不佳、不適合接受靜脈點滴注射類固醇的患者，耳內注射類固醇是另一項選擇。此外，也有研究報導顯示，透過「高壓氧輔助治療」也有助於突發性耳聾的療效，只是目前健保不給付，患者須自費（一般會規劃五次療程，一次自費一千五百～二千元）。

在治療之後，通常發病1至2個月內，聽力仍有進步的可能。在發病2個月後，大多數患者的聽力就會固定下來。即使聽力固定下來之後，仍需定期在門診追蹤聽力，若有復發的狀況則需再次入院治療。

值得注意的是，突發性耳聾在治療上有其時效性，一旦發生突發性耳聾，請務必儘速就醫，及早接受正確的診斷與治療。突發性耳聾雖然病因不明，但是只要即早期接受治療，部分患者還是有聽力恢復的機會。

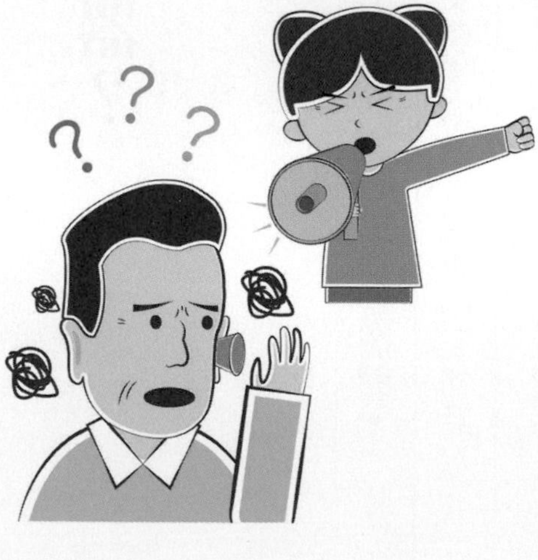

8

家中老人，何時開始需要配戴助聽器？

EXAMPLE

70歲的朱奶奶這一、二年來心情變得很沮喪，不再像以往般開朗。以前可以和家人們有說有笑，但現在兒女們常常跟她講沒兩三句話，就顯露出不耐煩的樣子，而且朱奶奶也要很靠近他們，才有辦法聽清楚孩子們到底在講什麼。

奶奶常常不自覺說話變得很大聲，被旁人喊「噓」要她壓低聲音，這些情況讓她心情一天比一天差，也慢慢地不太愛跟老朋友鄰居們聊天了。

女兒帶媽媽到耳鼻喉科檢查才知道，原來朱奶奶聽力退化而且有重聽了。朱奶奶在醫師的指導下配戴助聽器，才又讓她重拾開朗的心情。

根據行政院經建會推估，台灣在二〇一八年65歲以上的人口比例達到14.36%，正式邁向「高齡化的社會」。到了二〇二六年台灣即將進入「超高齡化的社會」，老年人口的比率高達20.63%。然而，「聽力退化」問題為高齡族群常見現象之一，卻為多數人最容易忽略的問題。

根據世界衛生組織（WHO）統計，全球患有聽力失能人口約為5%，其中65歲以上的長者聽力失能好發率更超過人口數的1/3。若按照世界衛生組織的推估，台灣65歲以上聽力失能者，將超過98萬人。

人老，聽力退化屬正常現象

人在老化過程中伴隨聽力下降是合理的，特別是現代的生活中，周圍環境的噪音變多，例如演唱會、KTV、職場噪音、造勢晚會⋯等等，這些都讓耳朵受到傷害的機率也跟著上升了。

老年的聽力障礙（俗稱老人重聽），大多為感音性、神經性聽力障礙，常見以高頻部分的損失較多。除了聽神經與耳蝸的退化會影響到老人家的聽力之外，老年人的腦部的語音辨識力也會比較差，可能會出現聽得到聲音但弄不清楚內容，這不僅與聽覺神經有關，與大腦中樞辨識能力也有關。

為何隨著年紀慢慢增長，聽力也隨之退化呢？目前醫界歸納出內在及外在兩種因素。老化原本就是自然的趨勢，但為什麼有些人退化的速度快，而有些人退化的速度卻比較慢？醫界解讀為「遺傳基因」的影響。

由於體質的差異，有些人活到90歲還是耳聰目明，但有些人過了50歲就馬上聽不清楚。不過，純粹因老化而引起的聽力障礙不多，因為一個人不曾生病、不曾服藥，或是不曾曝露在噪音下幾乎是不可能的，所以即使是老年性聽力障礙，也多與外在因素有關。

外在因素包括娛樂、職業與一般環境噪音。此外，心臟血管疾病與糖尿病、耳毒性藥物、內耳病毒感染、聽神經瘤等等，這些也會加重老人家的聽力惡化。

用助聽器來改善生活品質與社交

聽力的下降與退化到了某個程度，就需要搭配助聽器來改善聽力的狀況，就如同眼睛近視了，就需要搭配眼鏡來矯正度數一樣。但以往的幾十年中，民眾相當排斥助聽器的配戴，害怕配戴了會遭受身旁的人行注目禮，造成助聽器推廣不是很順利，不少老人家更是配了也不戴，因為覺得丟臉！

近年來助聽器接受度愈來愈高，這要歸功於「智慧型手機＋無線藍牙耳機」的功勞。不難發現，走在路上的行人、騎機車、腳踏車的人，就算是在咖啡廳、圖書館看書的人，耳朵上都配裝戴著一個小小的耳機，這樣的現象開始減弱聽損者，不願配戴助聽器的意願並降低突兀感，所以未來的這5～10年，助聽器應該可以快速地普及，加上現在很多助聽器都有搭配智慧型手機的功能，也會快速地進步與廣泛使用。

有許多老人家根本不知道自己應該配戴助聽器，如果家中老人若有以下的情況，就應該考慮配戴助聽器，來改善生活品質。

❶與人溝通經常發生困難。
❷經常請人重複說話內容。
❸電視機或收音機音量開的很大聲。
❹常常聽錯話，造成誤會。
❺影響社交生活。

除了從日常生活中發現的徵兆之外，也

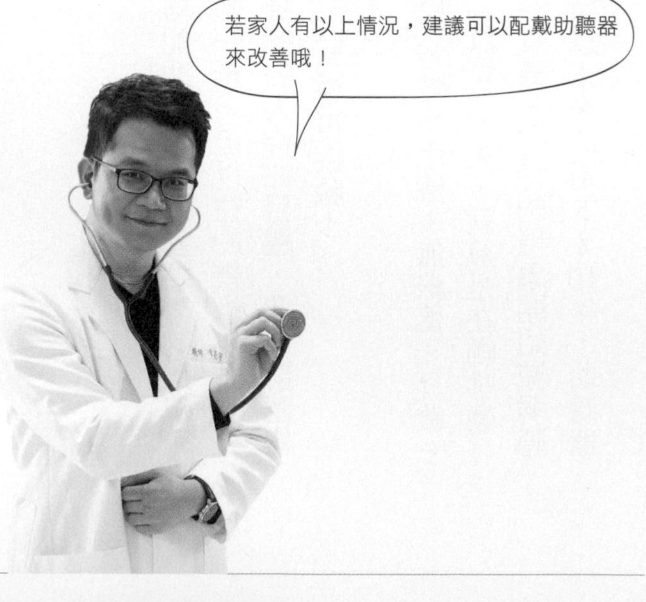
若家人有以上情況，建議可以配戴助聽器來改善哦！

可以透過「線上聽覺自評問卷」來做線上聽力篩檢。（網址：https://goo.gl/forms/gE0qOvVFyMhewQTk2）

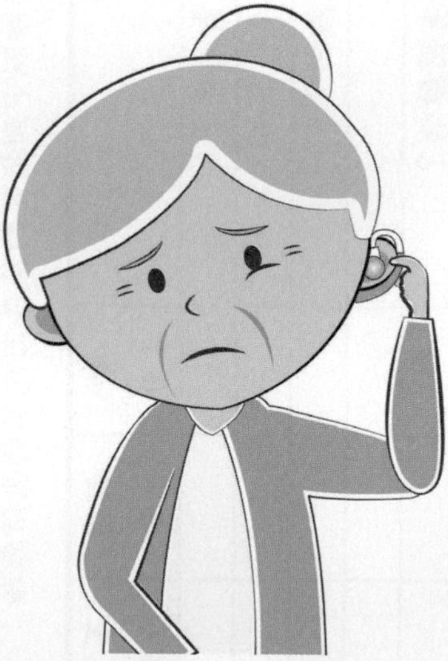

說明：請依據您最近一段期間自己的實際生活經驗，在每一題後方勾選「會」、「不會」、「有時會，有時不會」作答，每一題都要填寫，不可略過。請按照下列指定的條件回想您的生活經驗：

一、聽覺自評問卷	會 4 分	偶爾 2 分	不會 0 分
1. 會因為聽力問題而使得您和陌生人會面時感到不好意思嗎？			
2. 會因為聽力問題而使得您與家人談話時感到挫折嗎？			
3. 當別人用耳語方式對您說話，您會覺得聽起來有困難嗎？			
4. 您會因為聽力問題而覺得自己有殘障嗎？			
5. 會因為聽力問題而使您在拜訪朋友、親戚、鄰居時有困難嗎？			
6. 會因為聽力問題而使得您比您想要的少參加宗教活動嗎？			
7. 會因為聽力問題而使得您和家人吵架嗎？			
8. 會因為聽力問題而使得您聽電視或收音機有困難嗎？			
9. 您會覺得聽力問題使得您的私人或社交生活受限制嗎？			
10. 會因為聽力問題而使得您在外面餐廳和朋友或家人一起時有困難嗎？			
□ 0-8 分正常 □ 10-24 分輕度異常 □ 26-40 分重度異常	總分 ______		

9 助聽器到底要怎麼選，才適合自己？

EXAMPLE

聽覺對於生物來說相當重要，可接收外界的音訊，藉此趨吉避凶。對於人類來說，除了接受外界的警訊之外，更多了人與人之間的溝通與互動的重要功能。聽力受損的民眾其實不在少數，更是高齡族群常見現象之一，但卻時常被多數人所忽略。

全台有98萬名老人家聽不清楚

根據台灣內政部戶政司統計處資料顯示，台灣65歲以上長者有超過98萬人有聽力失能，這些聽覺失能的民眾們都可能需要助聽器來幫助聽覺功能，增加生活的品質，促進與家人的溝通與互動。所以如何選擇一個合適的助聽器，就是一個重要的課題。

市面上助聽器百百種，不同品牌、功能與價位，常讓民眾在選擇上眼花撩亂，一台從幾千塊至數十萬塊都有。有聽力損失的民眾，要如何挑選一台合適的助聽器，來改善自己因重聽而產生的生活不便呢？

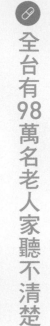

挑選前，首要做耳朵檢查及聽力檢查

有聽力受損的民眾，在選配助聽器之前，建議需先到具備有「聽力檢查項目」的耳鼻喉科門診就醫，接受耳部的檢查，排除是否有耳垢填塞、慢性中耳炎、慢性中耳積水等等疾病。然後接受聽力檢查來進一步判斷自己的聽力狀況為何，是屬於傳導性聽損，還是感音神經性聽損。

現今助聽器大多為數位式，需依據患者的聽力損失圖形及損失程度，將數據輸入助聽器內，助聽器能依據不同患者的聽力圖，給予客製化的適合聲音大小。所以挑選助聽器的第一步，就是要先了解自己的聽力狀況及取得聽力檢查圖。

挑選助聽器要停、看、聽

1.停

停下來思考自己的需求，先別急著到處跟親朋好友打聽哪家助聽器好？哪個款式好？哪裡便宜？會不會越戴聽力越重？這些訊息都將導致你誤判了助聽器的選擇及看法。

首先要想一想自己用助聽器的需求為何？例如是否在意外觀外型？使用助聽器的時機、環境是否單純或複雜？使用的環境空間是否為大型空曠空間？或者是吵雜的環境？是否需要聽得非常清楚，例如常常需要開會接收很多重要的訊息，還是只要可以接受到外界的音訊來避開危險就好？是否需要連結藍牙或電子設備⋯等等。

自己的基本需求確立了，到助聽器公司選配就輕鬆很多，選配師也可以快速的依據你的需求來幫你找到適合你的款式。

以下列舉幾個可以幫助自己思考需求的問題：

❶是否在意助聽器的外型與大小？
❷使用時間最久的環境為何？
❸可以負擔的預算大約多少？
❹是否需要可以連結到電器產品，例如手機或麥克風？

助聽器的種類及功能

依外觀區分：耳背式、耳甲腔式、耳道型及深耳道型等。

依運算功能區分：類比式、數位式（可分單頻或多頻）。

現代的助聽器依電路設計具有各種不同功能及特色，以配合不同聽障者的需求。

2. 看

利用手機或電腦的資訊，查詢同縣市或區域內有哪幾家助聽器公司。避免挑選距離過遠的公司，最好找該區域的大型或連鎖的助聽器公司比較有保障，避免未來要維修保養卻發現該公司倒閉了。

助聽器在購買後，需要多次的調整與使用教學，耳朵也需要跟助聽器有一段磨合期，這段期間助聽器公司所提供的諮商服務與調整就顯得相當重要。所以如果大老遠的跑到外縣市去購買助聽器，未來的保養與調整都會花上很多的時間。

耳背式　耳甲腔式　耳道式　深耳道式

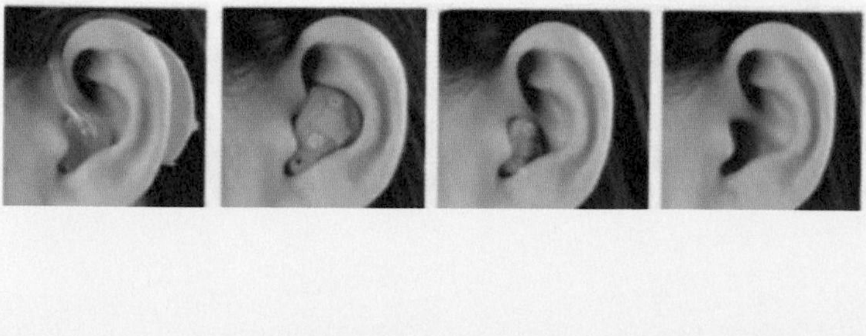

在購買時，也千萬要留意該公司的服務態度及專業素養。專業的助聽器公司，會用民眾的語言說明助聽器的功效及如何使用，另外也會依據民眾所設立的需求及醫師檢查出來的聽力報告，來推薦合適的助聽器，然後教導配戴助聽器的患者使用方式和適應時間表。

助聽器並不像眼鏡，適應幾十分鐘就習慣，必須花上幾個禮拜時間去適應，期間也需要和助聽器公司配合，適時回公司作調整。必須在家中和戶外環境循序漸進的使用和適應。配戴期間配合助聽器公司的調整，可使助聽器達到最佳的使用效果。

3.聽

上面兩個重點都抓到之後，這時候就可以出門試聽並挑選助聽器了，唯有親自戴戴看、聽聽看，才知道原來現在的科技如此進步。有很多輔助的聽力程式被書寫在助聽器中，可以協助配戴者明顯改善聽覺能力，拉近自己與親人的距離，降低不必要的溝通誤會，避免因為聽力喪失而遠離人群、不敢與人互動。

試戴時，千萬不要給自己壓力，擔心試戴後不買，會不會不好意思，真的不用擔心太多！再次強調，選購助聽器和買車子一樣，需要到處試駕，開喜歡了再買，勇於試戴，你才有辦法真正知道配戴的效果如何，才知道自己是否適合配戴。

配戴不適當的助聽器，像是功率太弱以致輸出音量太小，還是會有溝通上的障礙，或是功率太強輸出聲音太大，會造成聽力上的二度傷害，所以選配前務必透過專業的評估。

再次提醒，配戴助聽器之前需接受完整的耳部檢查，來排除是否有耳部疾病，然後接受完整的聽力檢查並取得報告。接著思考自己對於助聽器的需求項目，例如外觀大小、使用的環境、可以接受的預算，再來開始找尋同縣市或區域有信譽的助聽器公司。

最後一定要到現場試聽。專業的助聽器配戴師會依據民眾所設立的需求及醫師檢查出來的聽力報告來推薦合適的助聽器，然後教導配戴助聽器的患者使用方式和適應時間表。

以上都做到了，也試戴了適合自己的助聽器之後，再下決定購買，如此可避免花了冤枉錢，買到了不適合自己的助聽器，戴起來不舒服，或是聲音太吵，使昂貴的助聽器只能成為收在抽屜裡的電子產品，這樣就太可惜了！

為何配戴了助聽器，還是有聽沒有懂？

助聽器無法使已受損的聽力恢復，只能將聲音放大，但同時也會放大背景噪音，所以選擇配有「抑制噪音功能」的助聽器效果較佳。

此外，由於聽損時期過久或老化過程，都是會造成大腦的語言辨識能力變差（聽到聲音，但聽不懂意思）。助聽器只能放大聲音，無法改善大腦的語言辨識功能，所以還是有部分患者會有聽到聲音，卻聽不懂的狀況發生。此時應該配合專業人員指導，進行語言辨識能力復健。過程需要時間、耐性，和家人的配合來慢慢練習，才能逐漸改善溝通的情況。

當配戴助聽器突然效果不佳時，應回到助聽器公司檢測助聽器的功能是否正常。若助聽器沒有問題，則應尋求耳鼻喉科醫師的協助，看是否有聽力下降的問題。再次提醒，「助聽器」是屬於醫療器材，千萬不可草率購買，若使用效果不佳，不但浪費金錢，還可能造成不必要的聽力損傷，應在耳鼻喉科醫師及專業聽力中心的協助下選配。

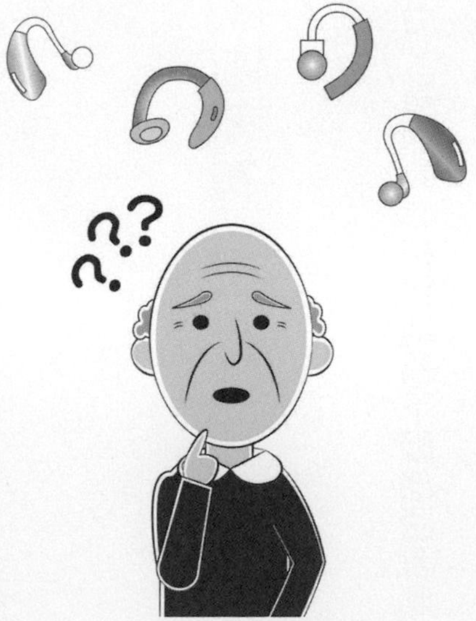

10

助聽器的六大誤解

聽說越早戴助聽器，聽力退化得越快？

這絕對是百分之百的錯誤觀念！

正確地配戴助聽器，不僅不會傷害聽力，還因為有持續地給予腦部語言刺激，反而退化的速度會比較慢。

戴助聽器容易引起別人的注意？

「眼鏡」之於「視力退化」，就如同「助聽器」之於「聽力退化」。路上看到行人戴眼鏡，你頂多會覺得對方有近視問題而戴眼鏡，同樣地，在路上看到有人配戴助聽器，大家也是同樣知道對方是因為聽力有問題而需配戴，根本不會有多餘的遐想，所以根本不需要過度擔心。

目前助聽器已經逐漸普及，體積也隨著科技越做越小，外觀也越做越好看，所以千萬不用擔心耳朵上面有配戴東西會引起他人的注意，注重健康與生活品質，才是最重要的。

而且現在越來越多人使用藍芽耳機，（一堆 air pod 或小米機），所以其實耳朵上戴著一個小東西已經越來越不奇怪了，相信這5到10年助聽器的接受度會越來越高的。

助聽器超級貴，一般民眾負擔不起？

助聽器依據品牌及功能的差異，確實有很大幅度的價錢差異，貴則一副要十幾萬元，便宜則有一萬多元。除非你的聽力受損程度相當嚴重，或者是是屬於特殊狀況需選配特殊功能，否則一副助聽器平均2～4萬元左右就可以購入。

助聽器隨便挑一側戴就好，不需要配戴雙側

這觀念也是錯誤的！如果雙側都有聽力退化受損的情形，雙側耳朵檢查後都適合配戴助聽器的話，一般耳鼻喉專科醫師還是會建議雙側配戴助聽器。

雙側都戴助聽器的優點

- 兩隻耳朵可以幫我們接收來自左側與右側的聲音，遠離危險及良好溝通。若只配戴單側助聽器，容易會讓你忽略了來自另一側的聲音，造成只習慣接受到一側的聲音來源，甚至有不少患者會習慣性頭側一邊來與人溝通。
- 對於聲音來源的定位有更佳的能力。雙耳接收聲音，才能利用聲音傳到

左右耳的時間差，來判斷聲音的來源及遠近，可以更輕易知道別人跟你講話時的方向，或危險來臨時的方向。

- 配戴雙側助聽器可獲得更佳的聲音平衡及音質。
- 雙側助聽器會比單側助聽器需要較少的音量。當處在噪音下，會有較佳的舒適感及減低失真率。
- 聽覺感受會較不疲倦並且會更舒服，這是因為他們不需要專心致力於在好耳（配戴單側的那一耳）來聆聽。
- 利用雙耳的聆聽來預防沒有配戴耳的聽力惡化。研究指出，當只有配戴單側助聽器時，沒有配戴的那一側會逐漸失去聽覺能力及辨識能力。

助聽器的價位越貴、等級越高，用起來效果一定越好？

助聽器種類眾多，價位也不同，並非每個人都需要配戴最貴、最頂級的品牌，而是要依據每個人的實際狀況來選配。當然比較貴的品牌故障比率會較低、比較有商譽。不過還是建議依據每個人的聽力狀況、需求及經濟能力來做選配。

選配之前需接受完整的聽力檢查，並詢問耳鼻喉科或專業聽力師的意見，然後藉由助聽器專業人士協助選配。另外還需要依據每個人的需求來做選擇，例如有患者只需要可以聽到電視的聲音就好，有的人是開會的時候需要配戴，有人是希望可以連線到手機，所以助聽器的選配是相當講究個人化的。

另外配戴之後，也需要一段時間的配戴訓練與習慣，需要多次的助聽器微調，所以務必要挑選一家可以提供全方位檢查與規劃、助聽器樣品種類齊全、良好的售後服務的助聽器公司，才是有保障的。

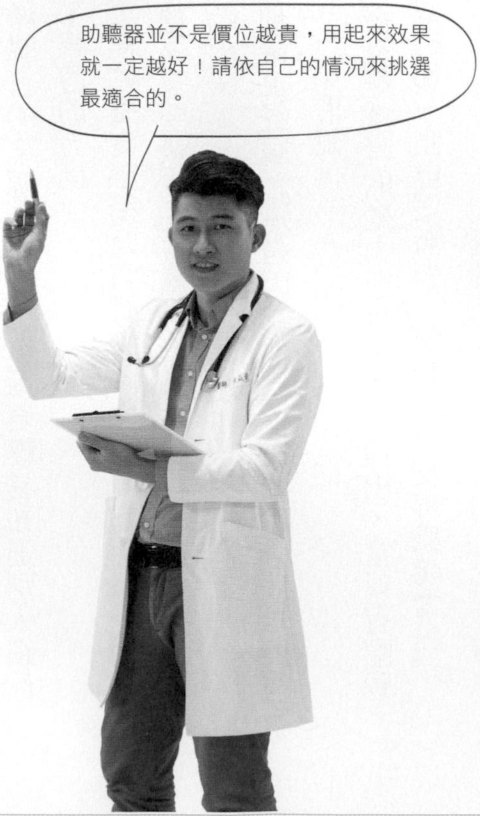
助聽器並不是價位越貴，用起來效果就一定越好！請依自己的情況來挑選最適合的。

只要買最高等級的助聽器，就可以回到年輕時正常的聽力水準？

「助聽器」就是個將聲音擴大，幫助聽力損失者聽到聲音的輔具，並非是一個可以替換掉健全耳朵功能的醫療設備。所以千萬不要對於這幾萬元的助聽器有過多的期待，幻想著只要配戴上去，就可以回到20～30歲時期的自己，聽覺無礙。

現在的科技進步，良好選配助聽器，還是可以幫助不少民眾獲得良好的聽覺能力改善，增進生活品質，改善與人的溝通狀況，即使功能頂級的助聽器，也需要時間適應。所以戴助聽器應先從安靜的地方開始，早期先短時間配戴，習慣之後再逐漸加長配戴的時間。

Chapter 2

有關鼻子的疾病

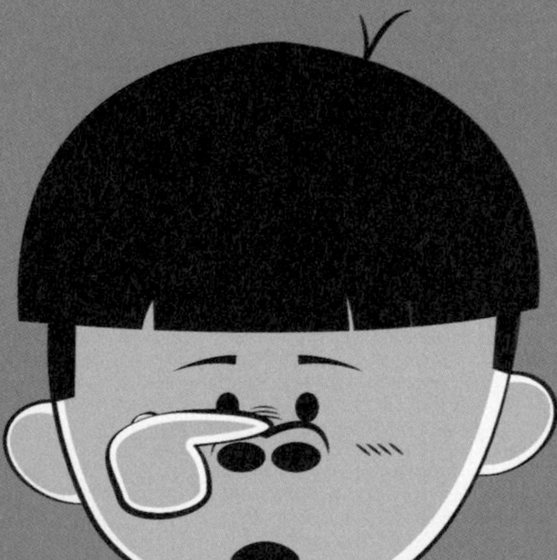

1
嚴重打呼，半夜窒息！要人命的睡眠呼吸中止症

EXAMPLE

35歲才剛晉升當課長的小李，最近常常覺得白天精神非常差，有時開會開到一半，光是坐在位子上就出現打盹的情形，甚至還會一不小心就睡著了！與女朋友約會時更慘，看電影只要燈光一暗就馬上進入夢鄉，還會鼾聲大作，讓一旁的女友覺得超丟臉的，小李不僅被女友猛掐他大腿，電影也不看了，拿了東西掉頭就走，讓小李好尷尬。檢查後醫師告訴小李，他的情況是睡眠呼吸中止症惹的禍！

什麼是睡眠呼吸中止症？

顧名思義就是人在睡覺時，上呼吸道（包括鼻部、鼻咽、口咽及喉部）發生反覆性的塌陷，因為塌陷而堵住呼吸道，進而造成呼吸變淺、變費力，繼而產生血氧含量下降。嚴重者會造成氣道完全堵塞而吸不到空氣、甚至窒息，因睡眠呼吸中止而驚醒的狀況！

造成呼吸道狹窄的原因

呼吸道狹窄的原因有很多，只要是從「鼻子到喉嚨之間的通道」有所阻塞，都有可能會有打鼾或是呼吸中止的現象。例如鼻子因為「鼻中膈彎曲」或「鼻甲肥大」而造成鼻塞，或者是常見於小朋友的「腺樣體增生」的鼻咽部阻塞。而有相當多的人是因為「肥胖」造成口咽部呼吸道狹窄。

此外，隨著年紀的增長，不僅僅是外在的皮膚開始鬆垮，軟顎與懸壅垂等維持呼吸道暢通的肌肉也會日漸鬆弛。另外，也有人是因為先天下巴較小或後縮、扁桃腺或懸壅垂過大、或先天顱顏缺陷，造成氣道狹小。

睡眠呼吸中止症的危險性不可不知

身體缺氧造成全身性傷害

「阻塞性睡眠呼吸中止症」的患者，容易有睡眠中斷及因呼吸中止而造成夜間睡眠時身體缺氧的情況，全身的身體組織器官會因為長期缺氧狀態而產生損傷病變，因此而百病叢生。根據研究統計，這些患者發生缺血性心臟病、心肌梗塞、心律不整、充血性心臟衰竭、動脈粥狀硬化、糖尿病、高血壓、腦中風等心血管疾病的機率比較高，甚至得到癌症的機會也較一般人高。最新研究更是指出，治療睡眠呼吸中止症，還可以改善視力及聽力的退化。

身體夜間休息不夠造成外在性傷害

患者因夜晚睡眠品質差，容易在白天嗜睡，造成注意力無法長時間集中，因而工作效率降低，也很容易在開車時打瞌睡而造成車禍的意外，有些患者也會出現夜間頻尿的情形，讓睡眠品質變得更差。

打呼，不見得就是睡眠中止症

睡眠中止症最常見的症狀就是睡覺時呼聲震天、白天嗜睡、注意力不集中。

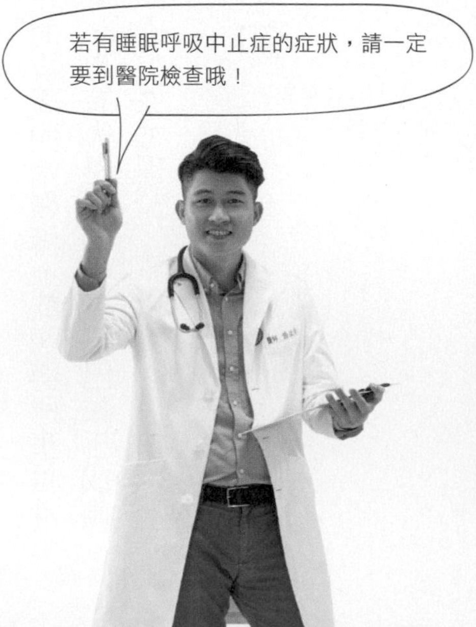
若有睡眠呼吸中止症的症狀，請一定要到醫院檢查哦！

但打呼不見得就是睡眠呼吸中止症！打呼的聲音主要是因為我們睡覺時肌肉放鬆，使軟顎與懸壅垂沒有足夠張力維持呼吸道的氣流順暢。

呼吸時氣流通過口咽部的時候，造成軟顎與懸壅垂的震動而發出惱人的聲音，但是軟顎震動雖然會發出噪音，卻不一定會造成呼吸中止。

如果要確定診斷是否有睡眠中止症，必須經過耳鼻喉科醫師的臨床症狀評估後，再進行「多功能睡眠呼吸檢查」（polysomnography）來確定，同時此項檢查也能判定患者是屬於輕、中、重度的睡眠呼吸中止症。

透過精密檢查對症下藥，治療效果更好

多功能睡眠呼吸檢查（polysomnography，簡稱 PSG），可以藉由腦波來分析整個晚上的睡眠品質，了解患者是否長時間都處於無法完全休息的淺眠期，也可以記錄睡眠時血氧濃度的變化。

最後會根據血氧濃度變化來得到一個客觀的睡眠呼吸中止的數值 AHI

（Apnea/Hyponea index），來大致區分睡眠中止的嚴重程度，醫師再依據睡眠檢查的報告，來評估病人該接受怎麼樣的治療介入。

睡眠呼吸中止症的治療

若確認有睡眠呼吸中止症的話，由於上呼吸道從鼻子、鼻咽部、到咽喉部任何一個地方有阻塞造成呼吸中止的問題，改善的方法包括：

❶減重：可以減少呼吸道旁的脂肪，讓呼吸道擴大。
根據國民健康署建議，成人ＢＭＩ應維持在1.8～24之間。
腰圍：男性：>＝90公分、女性：>＝80公分

❷戒除菸酒：菸酒會讓睡眠時的肌肉更為放鬆，反而使睡眠中止的症狀更嚴重。

❸側睡：可以減少因舌頭與軟顎的塌陷，讓呼吸道順暢，降低睡覺時呼吸中止症發生的機率。

❹口內止鼾器：適用於輕、中度的打鼾患者。止鼾器會將舌頭往前吸住、或將下巴往上牽引，使睡眠時保持呼吸道暢通。

❺正壓呼吸器（CPAP）：受加壓的空氣，經鼻腔進入之後，使喉部張開，撐開狹窄阻塞的呼吸道，將空氣送進肺部。

❻侵入式手術：手術方式的選擇，是需要依據各個阻塞位置的不同，而有不同的手術方法。簡單地說就是，呼吸道哪裡有狹窄問題，就處理哪理，而不是每位因打呼前來求診的病人都做同樣的手術，如此並無法解決大多數人的問題。

睡眠科學日新月異，近幾年有很多不同的手術方式的產生，要提醒的是，呼吸中止是一個多重構造上的問題，所以針對有問題的構造來施行矯正手術，才可以真正解決睡眠中止的問題。

●下鼻甲肥厚造成的鼻塞

傳統下鼻甲切除手術、無線溫控射頻下鼻甲手術、下鼻甲雷射手術、下鼻甲微創螺旋刀減積手術。

手術目的都是為了把肥厚的下鼻甲體積縮小來達到鼻腔通暢的目的。不過要注意，下鼻甲手術需要適當保留原本的鼻黏膜，若是犧牲太多鼻黏膜會有萎縮性鼻炎的可能。

●鼻中隔彎曲

鼻中隔彎曲矯正手術。

根據鼻中膈彎曲的地方來做矯正。某些特定的鼻中膈彎曲甚至需要做到功能性鼻整形手術，才能徹底解決鼻塞問題。

●軟顎過長、過軟

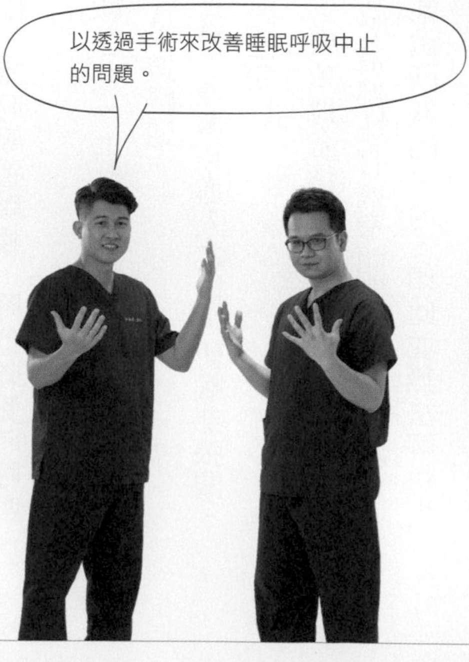

傳統軟顎切除手術、雷射軟顎切除手術、溫控射頻軟顎止鼾手術。

利用切除過長懸壅垂或是利用低能量讓鬆弛軟顎肌肉緊縮，產生止鼾的效果。

•口咽部狹窄併有扁桃腺肥大

可考慮施行懸壅垂顎咽整形手術，切除過大的扁桃腺與過度肥厚的軟顎組織，再經由不同的縫合法，來達到後咽部緊緻的效果，減少呼吸道阻塞的機會。

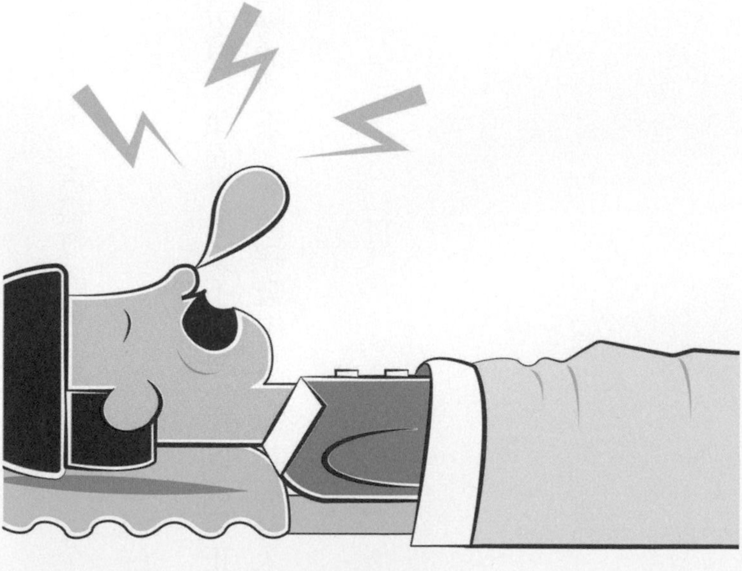

● 舌頭太大或張力過軟

可考慮接受部分舌根切除或者舌根懸吊手術、舌根無線電波手術。

● 正顎手術

若是因為骨骼結構天生異常，如短下巴、顏面骨發育不良等，可以利用正顎手術讓上下頜骨前移，達到呼吸道通暢的效果，解除呼吸中止症。正顎侵入性最高，卻是目前來說最為有效的手術法。

2 為什麼會鼻塞？找出長久鼻塞的原因

在台灣，大約有1/10的國人長期為鼻塞所困擾。但鼻塞的原因很多，其中最常見的就是，長期過敏性鼻炎所引起的慢性肥厚性鼻炎。有「鼻中隔彎曲」、「感冒引起鼻黏膜腫脹」、「下鼻甲肥厚」、「鼻息肉」、「鼻竇炎」、「鼻內腫瘤」等等原因。

長時間有鼻塞問題，並且已經造成生活上的困擾，建議患者還是要尋求專業的耳鼻喉科醫師協助，來排除鼻腔內是否有「鼻息肉」或「鼻腫瘤」的可能性，這兩種問題先排除後，再依據不同的原因，接受不同的治療。

大多數的鼻塞是鼻腔結構異常鼻腔先天結構的異常，是許多鼻塞患者所不知道的原因，其中「下鼻甲肥大」是最常見的鼻塞原因之一，患者經常有兩側交替鼻塞的現象。另一個容易造成鼻塞的原因是「鼻中隔彎曲」。

鼻中隔彎曲症

鼻中隔是指兩鼻腔之間的分隔板，前方為軟骨，後方為硬骨。把鼻腔分成左右兩個部份的壁稱為鼻中膈。鼻中膈通常是位在鼻子的中央，但有些人是在發育的過程中自然偏移，也就是先天性。

只有少數患者以及因外傷或碰傷，造成後天的鼻中膈彎曲。當嚴重偏移時，鼻中膈會堵塞鼻腔，有時會引起鼻塞或出血的情形，這樣的狀況稱之為「鼻中隔彎曲症」。

其實每個人或多或少都有鼻中隔彎曲的現象，這是因為人在發育的過程中，鼻中隔軟骨成長的速度，與鼻腔發育的速度不一所導致。只要沒有嚴重的鼻塞問題，其實並不需要特別接受治療與處理。

下鼻甲肥厚

照鏡子時，可以看到自己鼻腔內有一顆圓圓粉紅的軟組織，那就是「下鼻甲」。也有民眾在挖鼻孔時，誤以為那個軟組織是鼻腔內腫瘤！更有不少人把下鼻甲和鼻息肉給搞混。所謂「鼻息肉」是指鼻腔內有一些像水球樣的異常軟組織，顏色呈現蒼白或灰白色，跟下鼻甲是完全不同的。

引起下鼻甲肥大的原因可分為「先天性」與「後天性」。「先天性」是因下鼻甲骨頭肥大而造成。「後天性」則因下鼻甲黏膜發炎腫脹而造成，例如過敏性鼻炎、血管運動性鼻炎。而肥大則以後天性居多。

慢性肥厚性鼻炎主要是下鼻甲因長期慢性發炎，而產生過度肥大的現象，繼而影響下鼻甲正常擴張及收縮的功能。越來越肥大的息肉佔據整個鼻腔，阻塞鼻腔內的空氣流通，引起鼻塞、鼻刺激感、反覆流鼻水的症狀，形成「肥厚性鼻炎」。

下鼻甲肥厚的患者，可以先針對病因進行藥物治療，部分患者若藥物治療效果不佳，就需要考慮接受手術的治療。（請參考下鼻甲手術）。

鼻竇炎

鼻竇炎是指在鼻腔周圍的上頜竇（位在臉頰顴骨後方）、篩竇（位在兩眼球之間）、額竇（位在前額）、蝶竇（位在眼球內後方）四個副鼻竇發炎所引起的疾病。

致病的原因包括鼻息肉、鼻中隔彎曲、竇口狹窄、懷孕時荷爾蒙的改變、自體免疫疾病、免疫不全疾病、囊狀纖維化、先天性的纖毛運動不良，病毒、細菌、黴菌的感染、過敏發炎反應、空氣污染也是。

這是一種膿性分泌物蓄積的疾病，除了流鼻涕、鼻塞之外，同時伴隨喉嚨腫痛、發炎，嚴重的患者會出現發燒、頭痛、嗅覺不靈敏、頭腦遲鈍、注意力不集中、記憶力衰退等症狀。

鼻竇炎可分成急性或慢性。急性鼻竇炎是指發病期少於4週，發病時鼻涕的顏色是混濁或黃綠色。在頭部、臉部及眼部周圍有疼痛、壓迫、堵塞感，同時伴隨鼻塞。治療上可以給予口服止痛藥、amoxicillin類的抗生素，或鼻內類固醇噴劑、鼻腔沖

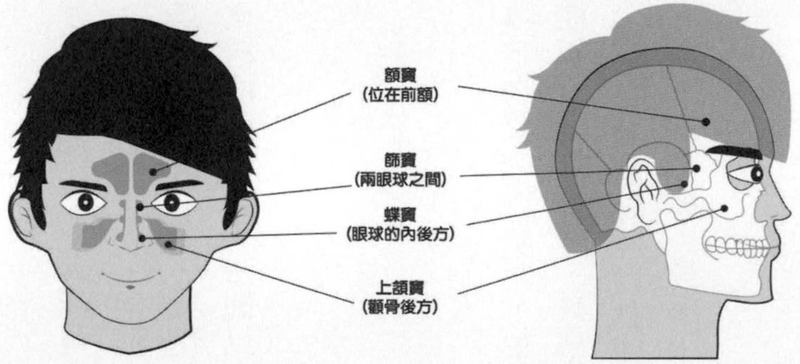

洗，來減輕症狀。

慢性鼻竇炎則是發病期大於12週，且鼻涕出現膿稠且帶混沌黃綠色、鼻塞、臉部脹痛、堵塞感、嗅覺降低超過4週以上的時間。治療上使用以去黏液溶解劑、抗組織胺、抗發炎劑、鼻內類固醇噴劑，或用生理食鹽水鼻腔沖洗，建議不要使用抗黴菌藥物來治療。外科療法則以鼻竇內視鏡手術為主。

過敏性鼻炎

過敏性鼻炎是指，除季節轉變外，對某種特定物質的過敏原，包括花粉、樹木、灰塵、塵蟎、黴菌、動物皮毛、棉絮、空氣污染、異常的氣味、化學物質等等，這些過敏原隨著呼吸進入鼻腔，刺激鼻腔內黏膜，身體會釋放「組織胺」，引起眼睛發癢、眼睛充血、打噴嚏，鼻涕不止等鼻炎反應。

過敏性鼻炎最好的治療方法就是「預防」，因為它是無法完全根治！因此若能確定自己的過敏原，如果是家中的灰塵，就要經常進行室內的掃除，改善通風的條件，打掃藏塵蟎的地毯、寢具。若是寵物的皮毛引起的，最好能停止飼養寵物。若是花粉、異常氣味所引起的，就儘量要戴上口罩。

除了用生理食鹽水沖洗鼻腔外，在藥物上以抗組織胺藥物、鼻用類固醇噴劑、去充血劑、或口服類固醇治療，藥物治療主要是在減少發作，或減輕發作的症狀，同時預防併發症的產生，提高生活品質、注意力和專注力。

手術的治療可考慮用雷射手術、冷凍治療、電燒、下鼻甲手術等，來改善鼻塞的症狀。要提醒大家的是，過敏是屬於全身發炎反應，不容易因手術而完全被根治。

3 不要輕忽長年鼻塞，可能是癌症的警訊！

EXAMPLE

56歲的張先生長期有鼻塞的困擾，過去四個月來情況越來越嚴重，加上晚上睡覺時經常打鼾，還以為是得了睡眠呼吸中止症。沒想到日前竟在咳嗽時，痰中出現了血絲，趕緊跑到耳鼻喉科就醫，透過內視鏡檢查發現，原來在鼻咽部長了一顆腫瘤，而且腫瘤幾乎占滿了鼻咽部，經切片檢查才發現，他已經罹患鼻咽癌第一期了！

鼻塞別輕忽，要先找出鼻塞的原因

「鼻塞」是個相當惱人的問題，經常影響工作的專注力和生活品質，約有10%的國人長期為鼻塞所困擾，如果長時間就有鼻塞的問題，一定要找出病灶在哪裡。而大部份造成鼻塞的原因像是鼻中隔彎曲、感冒引起鼻黏膜腫脹、過敏性鼻炎、下鼻甲肥厚、鼻息肉、鼻竇炎等等。

但若是咳痰或擤鼻涕時經常帶有血絲，那就真的要多加留意，可能是鼻部良性或惡性腫瘤所引起。當然如果是短時間，例如一週內有血絲的狀況，是不需要太過擔心的。因為有時候感冒或鼻竇炎，也會造成鼻腔黏膜破損，短時間有血絲的現象，這時不用太過擔心。但如果時間超過兩週，一般來說就會建議要找尋耳鼻喉專科醫師的檢查與處理。鼻咽癌的早期症狀是鼻涕或痰液經常帶有血絲，由於鼻咽腔內腫瘤的血管比較脆弱，加上腫瘤外表並沒有黏膜覆蓋，所以很容易出血。

鼻咽癌是頭頸部癌症中第二個常見的癌症，僅次於口腔癌。在台灣每10萬人中會就有6個人會罹患，好發年齡在50～60歲左右，男性發生率比女性高3倍。

根據臨床報告發現，罹癌的原因除了長時間吸入空氣中石棉、鎳、抽菸、吸入二手菸等有害氣體外，多數的鼻咽癌與EB病毒（第四型人類皰疹病毒）感染有密切關係，若檢查報告中EB病毒的指數過高，一定要接受鼻咽腔內視鏡的檢查。

研究同時也發現，有10％的患者罹患鼻咽癌是「遺傳」到家族病史，所以若家族有人罹患鼻咽癌，則其一等親（父、母、子、女）罹患鼻咽癌的機率是一般人的19．2倍，實在不可輕忽！

鼻咽癌的症狀

鼻咽癌初期症狀並不明顯，可能因為鼻咽管被腫瘤阻塞，會出現類似鼻塞、鼻涕倒流或中耳積水等感冒症狀，有時確實容易輕忽。但若頸部摸到腫塊、單側鼻塞、頭痛、中耳積水、鼻涕或痰裡帶有血絲、臉部麻痺、突然耳塞感增加、或聽力減退等症狀出現時，就要趕緊去做詳細檢查，確認是否罹癌的可能性。

不過，鼻咽癌是治癒率較高的惡性腫瘤之一，特別是及早發現的鼻咽癌，治癒率高達90％以上。早期鼻咽癌的預後相當不錯，透過放射治療就可以達到不錯的治療效果。

特別提醒，遠離醃漬物、菸害、出門配戴口罩等，平時多攝取蔬果，增加抗氧化能力，是預防鼻咽癌的不二法門。若有鼻咽癌家族史的民眾，發現異狀應立即赴醫檢查，才能早期發現、早期治療。

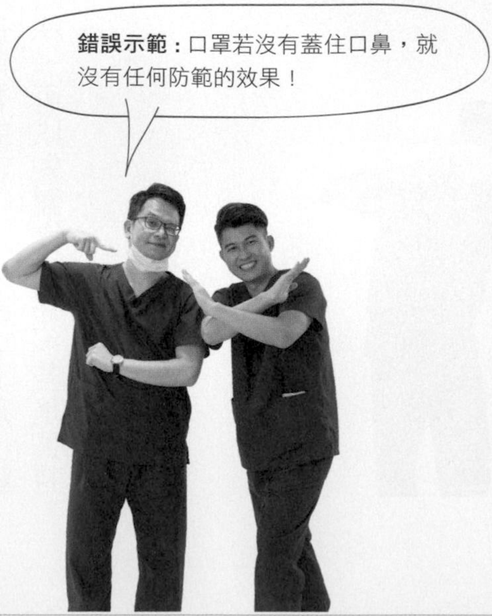
錯誤示範：口罩若沒有蓋住口鼻，就沒有任何防範的效果！

如果有出現「頸部腫塊、中耳積水、鼻涕長期有血絲」以上臨床表現，建議即早就醫檢查。如果只是短時間的鼻涕有血絲，可以先觀察就好，若是長時間的症狀，就需要高度留意。

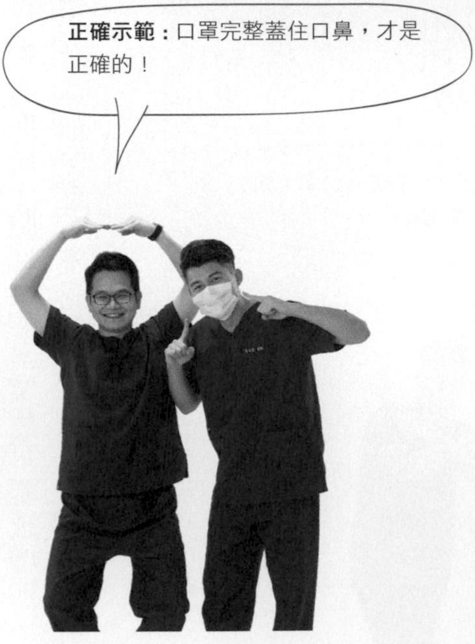

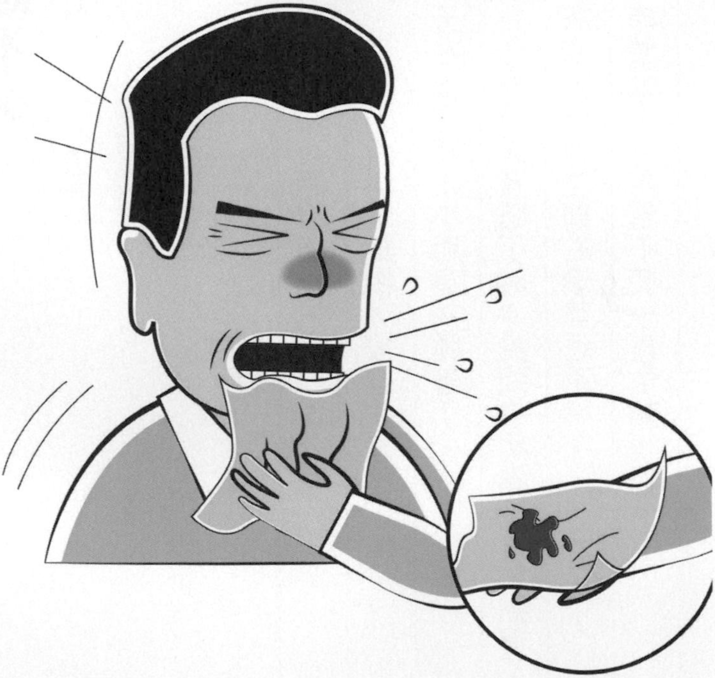

4

孩子鼻塞睡不著，該怎麼辦？

EXAMPLE

10歲的小明，眼睛周圍常常有黑眼圈，上課時一直打哈欠、注意力沒辦法集中，成績一直往下掉，讓老師很擔心。某天在上課時，小明竟然睡著了，讓老師不解，到底為什麼每天會睡不飽？詢問小明媽媽後才知道，原來小明每晚都在鼻塞，讓他左翻右滾都睡不好，而媽媽又考量孩子年齡太小，希望不要一直依賴藥物，所以讓孩子和大人每個晚上都過得好折騰呀！
後來經過耳鼻喉科醫師的指導，在不用藥物的前提下，改善小明夜晚鼻塞的情形。

方法一：吸鼻涕（電動吸鼻機、腳踏式吸鼻機、吸鼻球）

最直接的方法就是幫孩子們「吸鼻涕」。爸媽們是否有發現，每次帶孩子去耳鼻喉科看診時，醫師用機器幫他們吸完鼻涕完後，孩子當天晚上都會比較好睡一點？但看到許多家長直接用「嘴」幫孩子把鼻涕吸出來，不僅不衛生，也容易造成感染。正確的方式應該是透過「物理學」的方式，把鼻腔內的分泌物移除，來緩解鼻塞。

其實爸媽們也能在家裡幫孩子吸鼻涕的，但市面上有很多吸鼻機，種類五花八門，例如，蛋蛋機、大象機、腳踏式吸鼻機⋯等等。基於法規，市售的吸鼻機的吸力不可能像診所的「耳鼻喉科治療台」的吸力那麼強，因為是非醫療人員操作，吸力這麼強的機器，容易造成使用不當而嚴重流血，建議最好買大品牌且有被政府認證的醫療器材。

何時吸鼻涕效果最好？

建議在「睡前」跟「洗澡後」。睡覺前吸吸鼻涕絕對有助於睡眠。而洗澡之後，因為鼻腔吸收了很多蒸氣，比較潮濕不黏稠，這時候吸鼻涕的效果最好、最有效。

如果小孩很排斥，該怎麼順利吸鼻涕呢？可以兩人一組，一個抓一個吸，通常

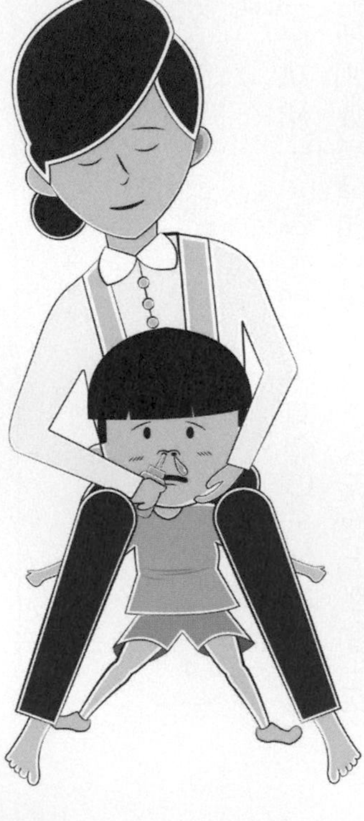

會比較易於進行。

如果只有媽媽一個人又該如何執行呢？可以用幫小朋友刷牙的方式（小孩躺著，頭部在媽媽的胯下，媽媽的兩隻大腿駕住小孩的肩膀及上臂固定），這時候就可以單兵操作，單人執行吸鼻的艱難任務。

特別要提醒家長的是，小朋友在感冒階段時，鼻腔黏膜會腫脹脆弱，有時候吸鼻涕時，難免會發生鼻腔黏膜的小破損，而有輕微流鼻血的現象發生。這時千萬不要太過緊張，即便是耳鼻喉科醫師，有時候幫民眾吸鼻涕時，也會偶爾有輕微鼻出血的狀況發生。這時只要適度局部加壓鼻子，就可以止血。止血之後，建議3～7天先暫時停止吸鼻涕，讓鼻腔黏膜好好修復完整。

方法二：鼻腔沖洗或鼻潤濕

鼻腔沖洗是透過「乾淨的無碘生理食鹽水」，將鼻腔及鼻竇的分泌物沖刷出來，如此可以降低因為黏稠鼻涕卡住鼻腔而引起的鼻塞，晚上就可以睡得比較好。

一天當中何時洗鼻子比較適合？

建議一回到家就可以洗一次，把一整天在外面吸到的髒污空氣，及卡在鼻腔中的髒污分子及鼻涕沖洗乾淨。

大約幾歲左右的小朋友比較可以接受洗鼻呢？

一般來說，大約6、7歲的小朋友就比較可以接受鼻腔沖洗，也較能配合洗鼻的過程。

如果小於6、7歲，或不能配合洗鼻的小孩，是否有其他方法呢？

有的。市面上也有一些嬰幼兒適用的鼻腔潤濕產品，例如「舒喜滿」就是一個市面上很常見的鼻腔潤濕清潔工具，很多醫學中心的小兒科都有推薦使用與此類似的產品。嬰幼兒建議買溫和型的，噴灑的速度跟強度比較溫和，鼻腔黏膜較不易受損。

有部分學者認為，用吸蒸氣的方式，如放一盆熱水在鼻子前面，來吸取霧氣。但請注意安全，避免打翻而燙傷。一方面可以潤濕黏稠的鼻涕，同時也可以緩解鼻塞，透過霧氣蒸氣來稀釋鼻腔中的黏稠鼻涕。最重要的，還是要透過擤鼻涕或吸鼻涕的方式來把它移除。

方法三：枕頭墊高

躺平時，鼻腔黏膜容易充血而腫脹，所以也比較會有鼻塞的情況，這時可以透過枕頭墊高的方式，可以減少鼻腔黏膜腫脹的情況而改善鼻塞。

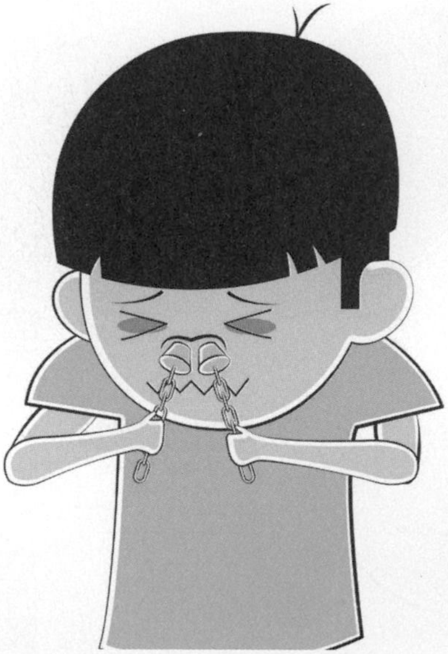

方法四：穴道按壓法

最常見的穴道按壓有「迎香穴」、「鼻通穴」、「印堂穴」等等。以西醫的角度來看這些穴位的按摩，確實是可以促進鼻腔附近的血液循環，而達到緩解鼻腔腫脹、鼻塞的問題。至少按壓穴道本身是不會有任何副作用的。

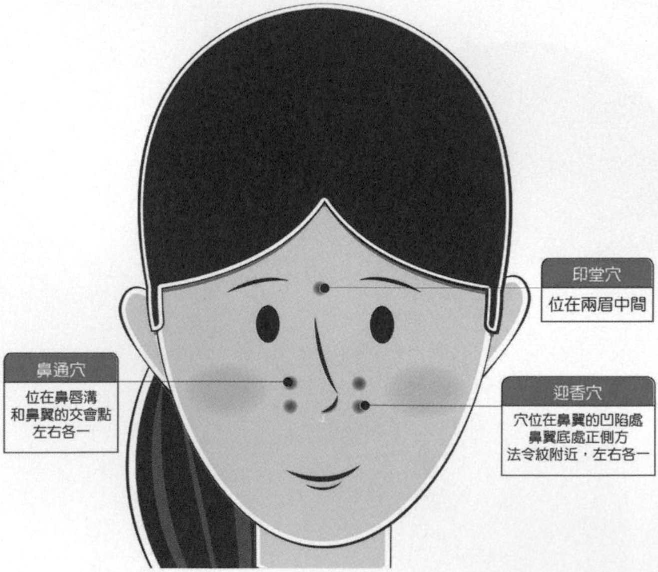

5 孕婦鼻塞過敏時，該怎麼辦？

EXAMPLE

31歲的小芳已經懷孕6個月了，這是她的第一胎，懷起來倍感辛苦，除了要應付懷孕期間的害喜之外，最讓她困擾的是鼻子過敏。

小芳在沒有懷孕前，從未有過鼻塞、流鼻水過敏的問題，算得上是健康寶寶。結果懷孕到3、4個月時，開始出現鼻塞、流鼻水、打噴嚏，每晚幾乎都要張著嘴睡覺。而她一直不敢去看醫生，擔心吃藥會影響胎兒。

直到某天她因鼻塞得嚴重而呼吸不到空氣，

小芳先生才趕緊把她送到耳鼻喉科看診，在醫師的指導下每天沖洗鼻腔，回家後不但一顆藥都沒有吃，鼻子過敏的症狀更是改善了許多，讓她懷孕過程中不再這麼不舒服了！

孕婦過敏，是荷爾蒙在作祟？

原本就有鼻過敏的女生，懷孕之後會變嚴重？還是改善呢？答案是「兩者皆有可能」。不少準媽媽們在懷孕之後，沒有明顯的其他感冒症狀，但卻時常會覺得鼻塞難以呼吸，甚至晚上必須要張口呼吸，嚴重影響睡眠品質。

懷孕會引起體質的變化，部分孕婦的鼻過敏會減輕許多，也有部分孕婦鼻過敏會加重，變得比懷孕之前嚴重許多。根據臨床統計指出，有20～30％的孕婦在懷孕過程中，會有鼻塞、打噴嚏、流鼻水、難呼吸的症狀。之所以會有這現象，是因為懷孕的過程中，鼻腔黏膜會產生水腫及充血的正常生理變化，進而引起鼻子的症狀，並非是身體真的生病了。

至於引起鼻腔黏膜變化的原因，目前的醫學研究尚無明確的答案，多數的學者認為，是在懷孕過程中「荷爾蒙」變化所引起的。這些媽媽們患有醫學上所稱呼的「懷孕性鼻炎」或稱為「孕婦鼻炎」。

那嚴重鼻過敏會不會影響到胎兒呢？目前研究顯示並無直接影響，但可能引起孕婦鼻塞、打呼、睡眠品質不好、血壓較高、引起氣喘發作等等身體不適，所以如果症狀嚴重，還是會建議接受治療。

懷孕性鼻炎，不一定要用藥物治療

「懷孕性鼻炎」在醫學定義上為：「懷孕過程中產生鼻炎的症狀，並持續6週以上，且沒有其他的感冒症狀」。特別的是，這種鼻炎的症狀會在產後逐漸緩解，通常會在生產完的兩週內便不藥而癒！

想要改善鼻子症狀又不想吃藥，第一個最重要的方法就是避免接觸過敏原，例如塵蟎、動物、黴菌、污染原…等，如果之前有接受過「過敏原檢測」，懷孕時更應該要避免已經確認的過敏原。但不建議孕婦做減敏治療（Allergen immunotherapy）。

此外，醫學研究證實，「鼻腔沖洗」對於孕婦的鼻炎症狀有改善的效果，而且幾乎沒有副作用，一般建議一天可以沖洗一次。一邊鼻孔建議沖洗二百毫升的等張、等溫、不含碘的生理食鹽水。部分孕婦如果症狀不明顯，也可以等到有明顯症狀出現時，再進行鼻腔沖洗（可參考鼻腔正確沖洗的方法）。

醫學研究也指出，「適當的運動」可以促進鼻腔生理性的血管收縮，可以改善鼻塞、鼻炎的症狀。但孕婦請注意運動的安全性，需依照婦產科醫師的建議，從事不同時期的合適運動。

或者使用「鼻貼片」，透過貼黏的方式，物理性地擴張鼻翼，改善部分孕婦的鼻塞狀況。很多藥局都有販售，價位不貴，可以一試。

枕頭墊高30～45度也可以改善鼻塞的情形。不過，根據醫學研究指出，直接在床的前方床頭處放置磚塊，或者用其他物品來墊高床的角度，效果比使用枕頭墊高頭部還好。但有些人認為動床會有動到胎神的問題，因為西方並無此想法，所以才會有此建議喔。有相信胎神的民眾，請自行考量是否嘗試此方法。

孕婦睡覺時容易翻來覆去，一整晚不見得會睡在枕頭上，因此才建議直接把床前方墊高，讓床位變成輕微的「頭高腳低」。但墊床頭時務必注意床的穩固性，避免突然垮掉。

能否用藥物治療懷孕鼻炎呢？

目前研究指出，尚無藥物被證實具備良好的效果，因為目前引起懷孕性鼻炎的生理機轉尚未很明確，所以無法對症下效。如果真的是因為賀爾蒙的變化而引起的，醫師是不可能使用藥物來改變賀爾蒙的！

不過孕婦在鼻子過敏時，仍是有藥物可以適度使用，包括：

❶口服抗組織胺：症狀輕微或中等的孕婦，可以考慮使用第二代抗組織胺。建議使用 loratadine（樂雷塔定）或 cetirizine（Zyrtec 驅特異），此兩種藥物對孕婦來說是安全的。

❷類固醇鼻噴劑：「類固醇」鼻噴劑對於過敏性鼻炎的孕婦來說，緩解鼻塞症狀效果良好。症狀嚴重的孕婦，除了可短暫使用第二代口服抗組織胺之外，醫師會考慮再加上鼻噴劑的治療，一般建議使用 fluticasone 或 mometasone 成分的鼻噴劑，比較安全適合孕婦。

要特別留意不可以使用抗組織胺鼻噴劑，如噴立停鼻用噴液劑（Azetin），此類型的鼻噴劑，目前在動物實驗及人體上，都尚未證實對於孕婦是安全的。

❸口服血管收縮劑：pseudoephedrine（偽麻黃素）可用於滿三個月後且

沒有高血壓問題的孕婦。

❹血管收縮劑（鼻噴劑）：市面上有很多種商品名，例如去鼻充血劑、歐治鼻噴劑等等都是，建議孕婦只可以短時間使用3～5個月的時間。

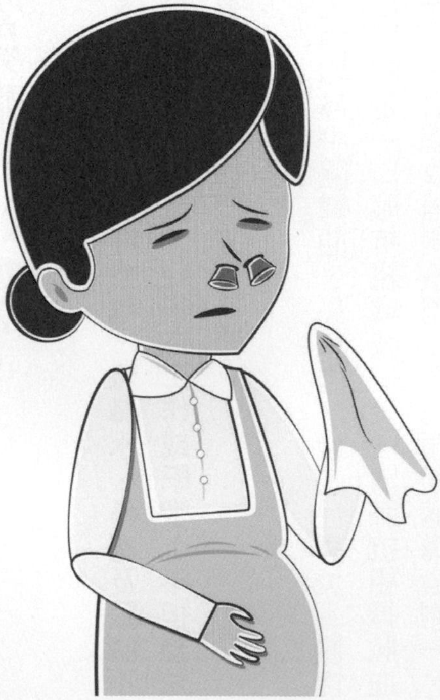

6 鼻塞，直接使用鼻噴劑好嗎？

過敏性鼻炎會造成許多惱人的症狀，包括打噴嚏、流鼻水、鼻塞及眼睛不適等等。尤其是鼻塞，不少人為鼻子不通所苦，使得在工作或學習上不但無法集中精神，嚴重的人甚至是一整天都無法用鼻子來呼吸。

造成鼻塞的原因有很多種，例如鼻中隔彎曲、鼻息肉、過敏性鼻炎、慢性肥厚性鼻炎⋯等，在治療上，常用的是「口服抗組織胺」、「口服抗組織胺血管收縮劑」、「抗組織胺噴劑」、「血管收縮劑噴劑」及「類固醇鼻噴劑」。然而有不少患者為了方便，會直接拿「噴鼻劑」不斷地將藥劑噴進去，其實這個方法有時會適得其反，可能會讓鼻塞的情況變得更加嚴重！患者應針對引起鼻塞的原因來決定，是否使用鼻噴劑治療。

口服的抗組織胺效果，大約在30分鐘左右才會有明顯的感覺，但治療效果並不持久，而且口服抗組織胺也比較容易出現一些副作用，像是想睡覺、便秘、口乾或排尿不順等等。而類固醇的鼻噴劑，對於過敏性鼻炎能提供較久的療效，但相對的缺點則是，無法立即改善症狀。因此建議，可以先服用口服抗組織胺，待症狀緩解後，再逐步轉移到類固醇鼻噴劑。

鼻噴劑的成分不同，效果也不同

常見的鼻噴劑分為兩類，一類是鼻黏膜血管收縮劑，另一類是含有類固醇成份的鼻噴劑。

鼻黏膜血管收縮劑可以立即緩解鼻塞症狀，適用於短時間內暫時緩解症狀。值得注意的是，鼻黏膜收縮劑劑一般只能用於救急，如果長期使用，容易使黏膜反彈性充血肥厚，造成嚴重的下鼻甲黏膜充血腫大，引起醫學上所稱的「藥物性鼻炎」，造成無法再以藥物治療的嚴重後果。

像是「歐治鼻」，就是屬於鼻黏膜血管收縮劑，它主成分為「擬交感神經作用劑」，作用於鼻腔黏膜之 α 受體，可收縮鼻腔血管，以消除鼻子和咽喉附近區域黏膜的充血現象，使鼻腔暢通，但不建議連續使用超過5天。

另一種含類固醇的鼻噴劑，反倒是比較安全，它的功用則是在於改善鼻黏膜發炎的現象，適用於過敏性鼻炎、非過敏性鼻炎及鼻竇炎患者。由於吸入性類固醇進入身體血液循環的藥量，幾乎是微乎其微，所以不會對身體其他器官產生影響，安全性很高，比較適合長期使用，也適合用在2歲以上的小朋友。

此外，使用類固醇鼻噴劑必須持續使用數個月，效果才會好，如果只是短期使用，一般療效不佳。至於懷孕的婦女，雖然有最新的論文指出，孕婦使用新型的類固醇鼻噴劑是安全，但仍建議儘量避免使用。

類固醇鼻噴劑的副作用

現在醫師開立的類固醇鼻噴劑，多為「新型的」類固醇鼻噴劑，其所含的類固醇劑量很少，且藥物只局部作用於鼻內黏膜，隨著血液運行到其他器官的機會相當低。不像口服或注射的類固醇會引起月亮臉、水牛肩、高血壓、血糖過高、青光眼、骨質疏鬆等可能性，因此只要在醫師監控下使用，都算是安全的。

有少數的患者可能會出現鼻黏膜受損或鼻黏膜出血，處理上只須要暫時停藥，症狀就會緩解改善，並不會造成永久性的傷害。根據臨床報告指出，連續使用一年的類固醇鼻噴劑，也都未出現明顯的副作用。基本上只要使用方式正確，出現流鼻血的機率是很低的。所以請民眾拿到鼻噴劑時，好好請教耳鼻喉專科醫師如何正確地使用鼻噴劑。

至於小朋友在使用上，有研究顯示，即使使用20倍的建議劑量，也並未發現會對生長賀爾蒙產生影響。現今已有不少研究指出，孩童在醫師處方下適當使用類固醇鼻噴劑，其實不會影響發育成長，反而能有效減少小孩因過敏性鼻炎所引發的症狀與併發症。

類固醇鼻噴劑該如何使用？

一般過敏性鼻炎會建議使用大約3個月的時間。一開始必須持續使用1～2週才會完全發揮藥效，實際上的治療時間，醫師會依照每位患者的病情做調整。每天

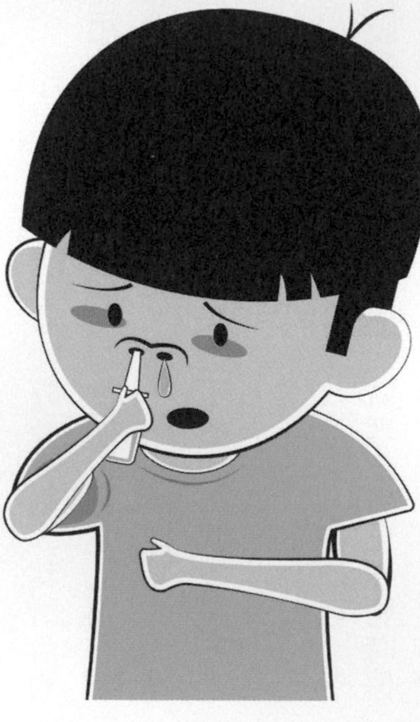

噴一次，任何時間均可，不過一般建議，養成一個固定時間點噴藥的習慣是最好的。

2歲到11歲的孩童，兩邊鼻子各噴一下；12歲以上的小朋友及成人，則是兩邊鼻子各噴兩下。噴藥時，保持頭位端正或稍微往前傾一些即可。關於成人部分，可以每天一次，每一次左右各噴兩下，但也有部分專家認為，可以早上左右鼻孔各一下，晚上左右鼻孔再噴一下，分成兩次使用，也是一種常見的使用方式。

7 幫下鼻甲拉皮、抽脂?! 下鼻甲手術，治療嚴重鼻塞新選擇

台灣大約1／10的國人長期為鼻塞所困擾，鼻塞的原因很多，大致可分為先天性的鼻中隔彎曲、先天結構異常、發炎性的過敏性鼻炎、鼻竇炎、鼻息肉、肥厚性鼻炎等等，和較少見的鼻部腫瘤，其中最常見的就是長期過敏性鼻炎所引起的慢性肥厚性鼻炎，也就是下鼻甲肥厚。

下鼻甲肥厚引起的鼻塞治療方法

過敏性鼻炎造成的下鼻甲肥大：藥物以口服藥及鼻噴劑為主。鼻噴劑目前有「鼻黏膜收縮劑」與「類固醇」噴劑兩大類。在坊間藥局可輕易購得的是鼻

黏膜收縮劑噴劑，有使用天數的限制，以不連續使用超過5天為原則。

當藥物治療效果不好時，下一步通常就會考慮接受手術治療。但不是把整個下鼻甲完全切掉就永遠不會鼻塞！鼻甲在生理上扮演著很重要的功能，下鼻甲左右各有一塊，呈捲曲樣，扮演著空氣進入肺之前的循環、加濕及過濾作用。

真正肥厚的地方是在黏膜與鼻甲骨之間的新生的軟組織，因此如何把下鼻甲縮小，並且儘量保留鼻部黏

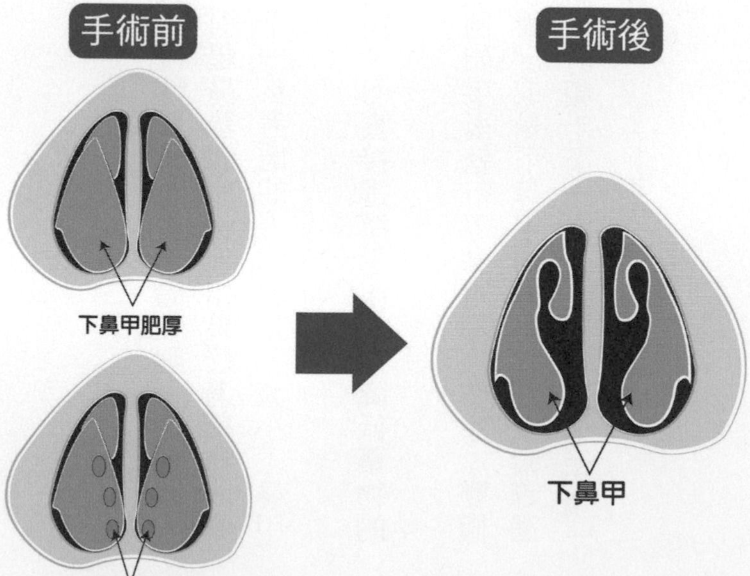

膜其正常生理的循環過濾功能，是目前下鼻甲手術的一大重點。

減小下鼻甲體積，解決鼻塞問題

慢性肥厚性鼻炎患者的下鼻甲，因長期慢性發炎而產生過度肥大的現象，肥大的下鼻甲阻塞了鼻腔內的空氣流通，引起鼻塞的症狀。如果透過藥物治療之後，效果不良，仍有明顯鼻塞症狀時，下一步考慮的方式就是「減小下鼻甲的體積」。

也有不少患者是因為不想服用太多藥物，而直接選擇手術，來降低藥物的依賴性。

使下鼻甲體積減小的方式有很多種，例如手術執行下鼻甲部分切除、雙極電燒、雷射、無線電波手術（無線射頻手術）或是下鼻甲動力旋轉刀手術等選擇。其中以不用全身麻醉的「無線電波手術（射頻手術）」及「動力旋轉刀手術」是目前最能讓患者接受的手術。

無線電波手術（無線射頻手術）Radiofrequency

鼻部無線電波手術又稱下鼻甲無線射頻手術。治療的部位就是「下鼻甲」，這手術被比喻為下鼻甲的電波拉皮。利用「射頻發生器」產生的電流，讓插入下鼻甲組織的金屬探針發出無線射頻，震盪周圍的組織，進而產生熱能。

其原理與運用使臉部緊緻的醫美電波拉皮有著異曲同工之妙，同樣都是利用熱能使蛋白質結構變性。穩定的熱能會使下鼻甲的組織受到溫度的破壞，使得原本肥大、鬆垮的下鼻甲變得緊緻、體積縮小，以達到解除鼻塞的效果。

這項手術最大的特點是用「鼻黏膜下低溫燒灼」的方式，可以保護鼻黏膜，對於鼻黏膜本身的傷害很小，也能大大的改善下鼻甲組織燒灼的過多或不足。

射頻發生器主機內建的電腦系統，可以經由金屬探針得知周圍組織的電阻大小，藉此將熱能釋放的效率加以控制。所以手術過程中可以發揮「低溫」、「低能量」的方式，將下鼻甲周圍組織緩緩的加溫破壞，達到使組織體積縮小的目無線電波是利用金屬探針插入肥厚的下鼻甲位置。

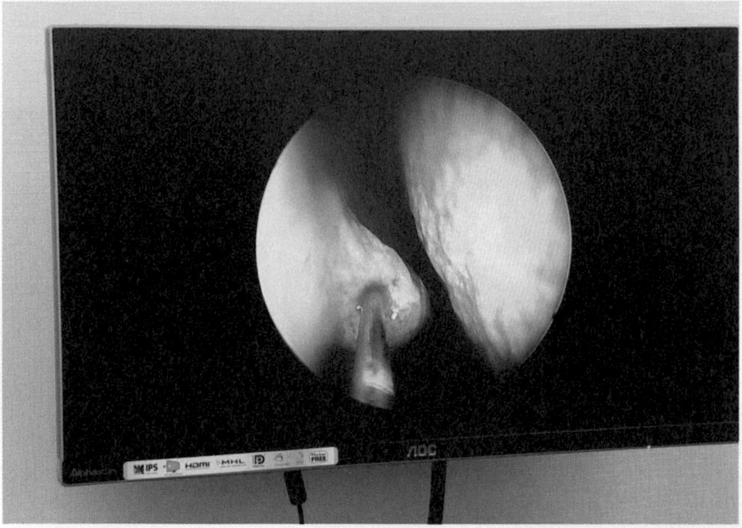

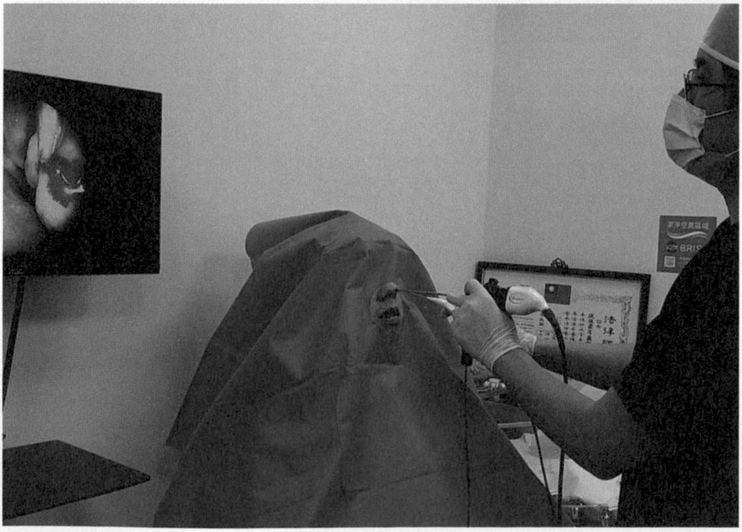

的，而且術後修復期短，更不用全身麻醉，是嚴重的鼻塞患者非常適合的治療選擇。

下鼻甲無線電波手術的優點

❶手術的時間約為30分鐘。
❷免住院，術後休息片刻即可回家。
❸免全身麻醉，在局部麻醉下施行。
❹術後出血、感染、結痂、組織沾黏的風險較傳統手術低。
❺手術後不需要在鼻腔內放置鼻止血棉，舒適度較高。

術後3～7天，有部分患者會因為鼻黏膜腫脹，而有鼻塞變嚴重的短暫狀況出現，這時不用太過緊張，因為大約在一週後，鼻塞就會逐漸改善，術後3～8週後就會達到穩定期。根據國外文獻研究指出，約有90％的鼻塞症狀會有明顯改善，鼻塞症狀的緩解大多可以維持1～2年以上。

部分患者因軟顎過長而有惱人的打呼問題，下鼻甲無線電波手術，可以同時處理下鼻甲與軟顎問題，進而改善打呼的情況。

哪些人適合下鼻甲無線射頻手術？

❶ 長期受鼻塞困擾，已經影響到生活品質或學習品質者。

❷ 不想長期口服鼻塞藥物的患者，手術可降低藥物的依賴性。

❸ 不想要接受全身麻醉手術者（此手術為局部麻醉手術）。

❹ 想要手術恢復期短，不影響工作的患者。

❺ 內科治療失敗的患者，需要外科介入

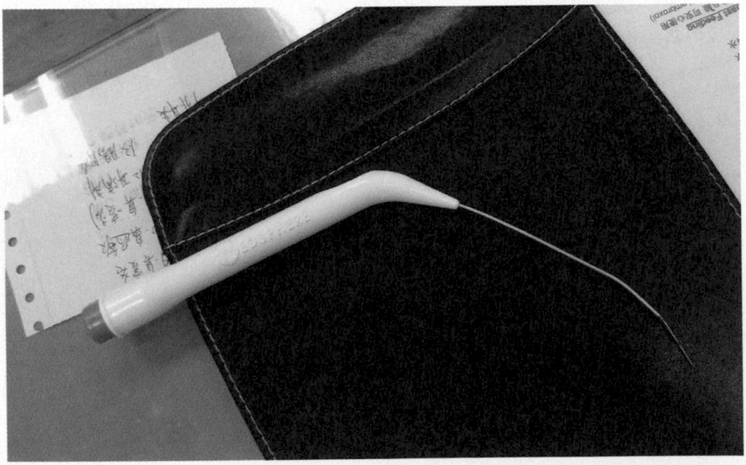

無線射頻金屬探針

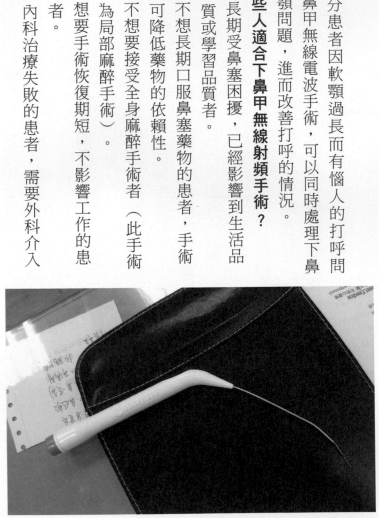

的患者。

❻因鼻塞而有睡眠呼吸中止症、打呼的患者。

❼經中藥調理數個月後，改善鼻塞成效不佳者。

下鼻甲無線電波手術的缺點

下鼻甲無線電波手術並非一勞永逸，並非永遠不再鼻塞！因為下鼻甲可能因為後續的慢性過敏或發炎，又再次肥大而造成鼻塞，屆時仍需要再次進行治療。不過只要在術後妥善保養，避免過敏與慢性發炎，也是有不少患者是經過一次治療之後，就不需要後續的手術。

少數患者（低於1％），手術後出現下鼻甲傷口出血的狀況，特別是高血壓、糖尿病、或有凝血功能問題的患者，術後出血的機率會較高。但絕大部分的患者經過處理後，傷口出血都能獲得妥善控制，並無明顯的長久併發症。

下鼻甲無線電波手術優缺點	
優點	缺點
1. 傷口小，手術時間短（約15～30分鐘），免住院。 2. 手術過程僅有輕微疼痛感 3. 術後不需鼻部填塞。 4. 低溫下進，對一般鼻部組織沾黏或結痂情況比雷射電燒手術少很多。 5. 可以一併針對軟顎進行手術，同時改善打呼或睡眠呼吸中止的情形。	1. 需要兩周到一個月來達到穩定期，改善鼻塞的效果才會明顯。 2. 如果一次效果不夠，可能需要進行多次手術。 3. 鼻塞緩解一般可以持續兩年以上，但有可能復發而需要重複施行。 4. 沒有健保給付，需要自費。

下鼻甲動力旋轉刀的優缺點	
優點	缺點
1. 傷口小，僅約3～5 mm左右，若有一併移除鼻甲骨的話，傷口可能會稍大一些，但仍比傳統手術小很多。 2. 使用內視鏡處理，傷口較小，出血量少。 3. 手術時幾乎不會疼痛。 4. 門診手術，不須住院。 5. 結痂情況比一般手術及雷射電燒手術少很多，術後恢復期快。	1. 與雷射電燒手術跟射頻手術相比，術後出血量會稍微多一點，因此術後一周建議不要食用活血食物，也不要進行劇烈運動。 2. 術後需要填塞止血棉條，減少出血的風險。

如同下鼻甲抽脂的動力螺旋刀

若下鼻甲無線射頻手術被比喻像是電波拉皮，那麼下鼻甲動力螺旋刀手術就是抽脂手術。下鼻甲動力旋轉刀(microdebrider)又稱為微型切割器，這種處理下鼻甲的微創手術在歐美已經行之有年，安全又方便，在操作的時候一般會配合內視鏡一起進行手術。

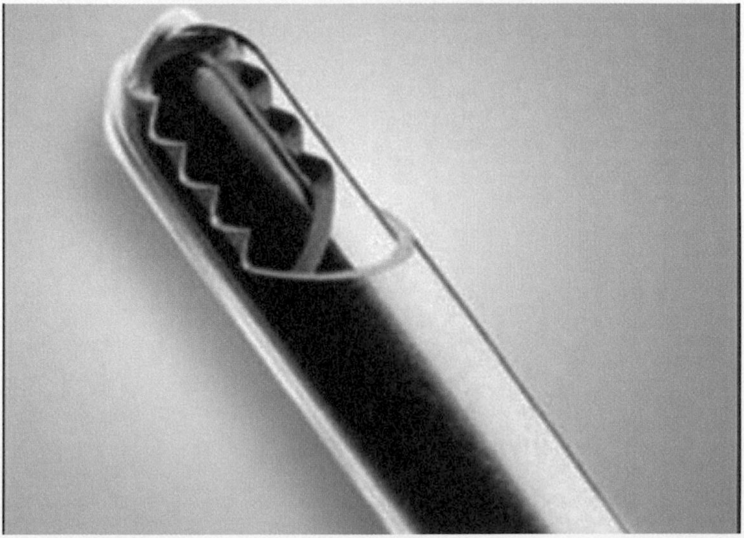

下鼻甲動力旋轉刀

8

流鼻血了，該怎麼辦？

EXAMPLE

9歲的阿德和阿嬤坐在客廳看布袋戲，突然聽到阿德驚叫：「阿嬤，我流鼻血了！」原來阿德邊看電視、邊用手指頭挖鼻孔，正挖得起勁時，感覺鼻子流出熱熱的東西，他以為是流鼻水，用手一抹才發現流下來的是血。阿嬤見狀，下意識把阿德的鼻孔捏住，並將他的頭向後仰，結果孫子的鼻血不僅沒有止住，還被倒流的鼻血嗆得一直咳嗽。阿德的媽媽聽到孩子一直咳嗽趕緊從廚房跑出來，似乎發現婆婆做錯了什麼，叫兒子頭不要再往後仰，而是往前傾，並用手指捏鼻子最寬的地方，不久阿德的鼻血就止住了，阿嬤站在一旁一臉驚恐，心想：自己是做錯了什麼嗎？

造成流鼻血的原因

根據醫學文獻統計，每個人一輩子發生流鼻血的機率為60％，好發在童年時期和50歲左右的中老年人，且男性發生的機率多於女性。小孩可能會因挖鼻子、碰撞，使流鼻血的機率增加，而中老年人則會因高血壓或服用抑制凝血藥物的關係，導致黏膜破裂而流鼻血。

流鼻血好發的時間點是在秋冬季節，主要是氣候的乾冷，容易造成鼻腔黏膜乾燥、脆弱，此時鼻黏膜也特別容易受傷，當黏膜底下的小血管沒有受到黏膜保護時，就容易破裂而流血。

此外，當鼻腔黏膜外傷、鼻手術術後、鼻部結構異常，例如鼻中膈彎曲、鼻部良性或惡性的腫瘤、鼻腔異物、鼻腔發炎，或有高血壓、血液、血管、肝膽相關方面的疾病及嚴重營養不良、服用抑制凝血藥物等等原因，都可能引起流鼻血。

其實在臨床上，多數的患者在接受檢查後，是無法找到明確的原因，可能只是因為上述所提的氣候乾冷，引起鼻腔黏膜乾燥、脆弱，又加上用力擤鼻涕或搓揉鼻子而造成鼻黏膜受傷破皮而流血。原發性流鼻血的患者，通常症狀短暫且會自行復原，若有不明原因長時間持續性的流鼻血，就應該找耳鼻喉科醫師確定出血的原因，並接受耳鼻喉科詳細的檢查，沒有發現明確的次發性原因，其實是不需要過度擔心。

九成的人，不知道止血的正確步驟

根據臨床發現有九成的民眾，是不知道流鼻血時正確的止血動作。大多數的民眾在流鼻血發生的當下，是非常容易慌張，立即的反應就會把頭往後仰、拚命拿衛生紙往鼻孔塞，這樣的動作其實是非常危險的！

不要以為頭往後仰，鼻血就不會流出來了，這樣不但無法止血，反而容易因血水倒流、進入喉嚨而嗆到氣管，導致吸入性肺炎或影響呼吸。而從鼻孔拉出衛生紙時，又容易拉扯血塊與傷口，造成再次流血的機會。

做對止血三步驟，鼻血不再流

只要記得3個基本動作—「低頭」、「捏鼻」、「放鬆」，就可以達到止血的效果。當在流鼻血時，起身坐著、將頭部略往前傾，並用「拇指」和「食指」用力捏住鼻子外側鼻翼，也就是鼻子最寬的地方，好好加壓止血，這時用嘴巴呼吸，放輕鬆別緊張，以免造成過度換氣或血壓升高！

如果鼻血往喉嚨流時也不要過於緊

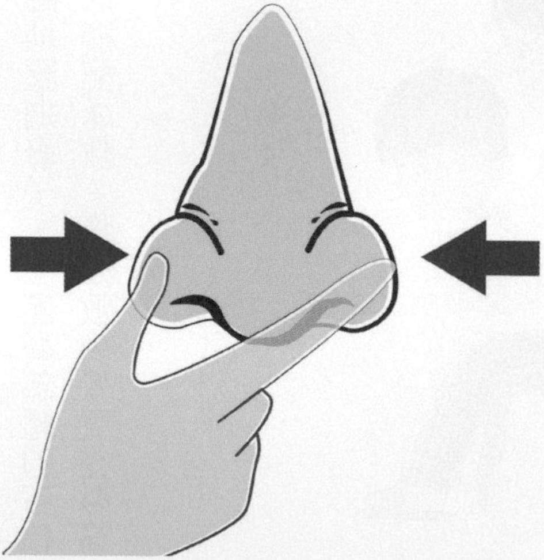

用拇指和食指捏住鼻子外側鼻翼，鼻子最寬的地方。

張，可以從嘴巴吐出來，或吞下去也沒關係，吞入少量的血水是不會有太大的問題，千萬不要拿一大坨衛生紙或棉條，胡亂地壓迫鼻子，不僅局部壓迫不精準，止血效果也會很差。在加壓的同時也可以搭配冰敷，將冰敷袋放置在鼻周圍或後頸部，有助於降低流鼻血的量。

持續上述方法約10分鐘後鬆開手指，確認是否止血成功，正常凝血功能的人大多可以有效止血，如仍有流血，需要再加壓10分鐘。若加壓2回都無法止血時，表示鼻腔出血點比較大，無法透過局部加壓來達到止血，這時就應立即送醫處理。

若有大量鮮血不斷從嘴巴湧出、呼吸困難、意識不清，就不要再用以

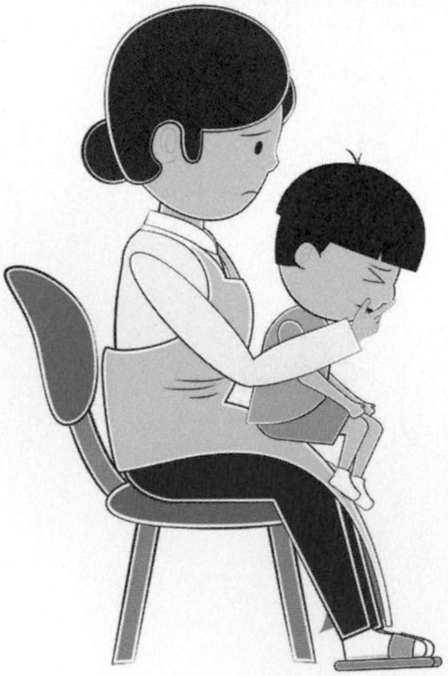

上的方式止血，而是立刻到醫院。而孩童止血的方式和成人處理的方式一樣，只是要在成人的協助之下執行。

遵守要領，可預防再度出血

要預防鼻子再度出血，除平時避免過度用力擤鼻涕、不挖鼻子和清除鼻腔血塊之外，短時間內也不宜進補、不做劇烈運動，也不宜洗溫度過高的熱水澡。保持室內濕度也很重要，可在室內放置一盆水或開加濕器，外出時可配戴口罩，來保持鼻腔的濕潤。

平時作息應正常不熬夜，保持

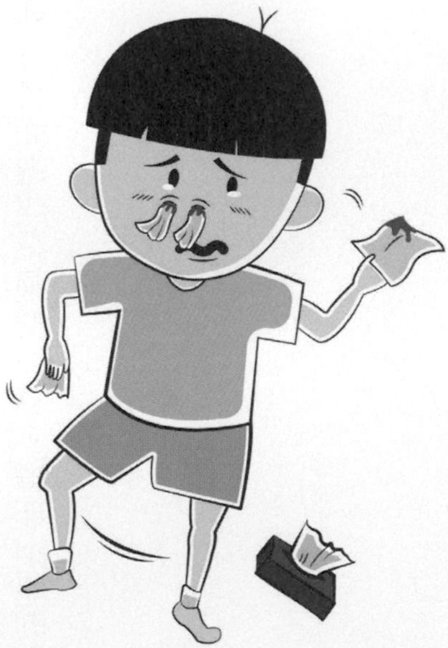

情緒的平穩，特別是中老年人，應避免過度飲酒及食用辛辣刺激的食物。若有慢性鼻過敏的患者，更要小心避免慢性發炎而造成黏膜的脆弱，增加出血的機率。

9 空氣清淨機對鼻子過敏有效嗎？

過敏最好的治療就是「預防」！也就是說，要儘量避免接觸會引起過敏的過敏原，就不用擔心隨時受到過敏的威脅。但又要如何減少過敏原的接觸呢？想辦法移除它就對了！

生活中有許多過敏原會引起過敏性鼻炎，常見可分為以下幾種：

❶ 花粉。

❷ 黴菌。

❸ 昆蟲類。例如塵蟎或蟑螂的屍體碎片、排泄物等等。

❹ 寵物的分泌物與排泄物，例如家中的貓咪和小狗的糞便、毛髮、口水。

（也有的是老鼠的尿液）。

❺懸浮微粒，例如霾害、沙塵暴、工業排放廢氣以及甲醛等等。

要移除這些過敏原的方法很多，最重要是勤於打掃居住的環境。目前因應這種需求，市面上出現了很多對抗過敏的產品，例如空氣清淨機（空氣濾淨器）、HEPA吸塵器、抗塵蟎寢具、防蟎窗簾…等等。而空氣清淨機在這幾年當中變得非常火紅，成為每個家庭中不可或缺的家電品之一。

空氣清淨機的功能與效果

市面上的空氣清淨機品牌眾多，廣告詞寫得聳動神奇，好像用了之後，家中就如同處在森林裡般的清新，再也不會有鼻過敏似的。

事實上，空氣清淨機可過濾並減少空氣中的過敏原，但是卻無法有效地清除「塵蟎」。因為塵蟎的重量相較於懸浮微粒來說比較重，頂多只有飄在空氣中幾分鐘而已，很快地又會落回地面上、棉被上、沙發上或地板上，所以被過濾的機會相對就會比較少。

換言之，如果是因為空氣中的過敏原而造成的鼻過敏，那麼對空氣清淨機的效果應該會很有感。反之，如果是因為塵蟎而引起鼻過敏的話，使用空氣清淨機的效果就非常有限。

像是地毯、毛質布料材質的窗簾、絨毛玩偶、毛絨材質的傢俱等等，都容易附著塵蟎，這些單單要靠空氣清淨機是根本無法去除的，建議可搭配使用有「HEPA」高效率空氣微粒子過濾網的吸塵器，來主動吸掉這些塵蟎，或搭配其他的除塵蟎工具。更徹底的話，就根本不要使用容易會附著塵蟎的物品，可搭配使用抗塵蟎的寢具。

此外，室內如果有飼養寵物，動物身上會源源不絕地製造出過敏原，空氣清淨機對這些過敏原的效果也會大打折扣。

使用空氣清淨機，最好不要開門窗

有些人喜歡開著窗，讓室內空氣流通一下，雖然這點並非是件壞事，但如果家中正在使用空氣清淨機的話，就不建議將門窗打開來，因為外界的過敏原不斷地進入室內，反而會降低空氣清淨機的效果。

所以要讓空氣清淨機效果良好的話，可以短時間打開窗戶讓室內空氣流通一下，之後關起窗戶使用清淨機，效果會比較理想。

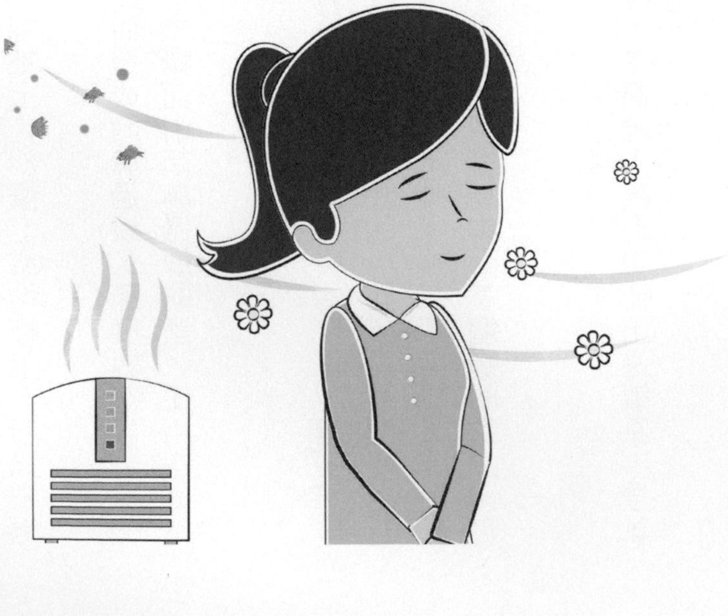

總之，空氣清淨機可幫助室內空氣品質的改善，以及減少空氣中的懸浮過敏原，所以可以改善部分的鼻過敏。但是如果使用空氣清淨機之後，鼻過敏症狀依然沒有改善，那就很可能是對塵蟎過敏，這時就建議定期打掃居家環境、改用防塵蟎寢具，同時勤換洗衣服棉被，使用有 HEPA 濾網的清淨機及吸塵器，以減少塵蟎在家裡滋生。

10

早晚清洗鼻腔，可以預防呼吸道感染

EXAMPLE

民眾時常可以聽到「洗鼻器、洗鼻機、鼻腔沖洗」這幾個名詞，懷疑鼻腔沖洗是否有效？其實有許多醫學期刊早已證明，鼻腔沖洗對於許多的疾病與症狀控制是有療效的。

近年來在台灣，「洗鼻子」在耳鼻喉科也有日趨普及的趨勢，許多鼻科的醫師也開始鼓勵自己的患者，可以在鼻腔手術之後進行鼻腔沖洗，當作鼻腔傷口護理。

鼻腔沖洗，不讓天然過濾器失靈

美國鼻科醫學會在二〇一一年時，針對「鼻腔沖洗」（Nasal/sinus irrigation）發表了一篇文章，認為鼻腔沖洗是一個有效、安全且一般人都可以承受的治療輔助項目。《台灣鼻科醫學會》也早在二〇一二年時就已經推出「鼻腔沖洗衛教手冊」，教導民眾如何進行鼻腔健康的保健與清潔。二〇一五年在《歐洲耳鼻喉科雜誌》上，裡面也提到一些對於鼻沖洗的好處。

我們時時刻刻都在呼吸，每個人每天的呼吸量高達一萬公升的空氣，然而空氣中有各類懸浮微粒會通過鼻腔，進入身體，鼻子就如同過濾器一樣，鼻腔具備自清功能，負責過濾髒污的主要角色，利用鼻腔分泌的鼻水、黏液，來沾黏並清除外來的髒污微粒。

倘若髒污微粒數量過大，或是鼻腔因為疾病發炎感染，有時會發生鼻子黏膜功能異常、黏膜分泌不足、自清能力下降，而無法清除環境髒污的狀況，這時就可以考慮搭配「鼻腔沖洗」來改善鼻腔的清理能力。

許多研究證實，利用食鹽水沖洗鼻部，可以增加「鼻部纖毛細胞過濾微粒與過敏原的活性」。鼻腔沖洗可以幫助移除鼻腔內的黏稠分泌物，如此一來，就可以降低鼻腔黏膜發炎腫脹程度，同時也可以移除會引起過敏及發炎的物質，如鼻腔黏膜上的髒污小顆粒、細菌、病毒。

不過需要釐清的是，關於空污中的 PM 2.5 細懸浮微粒的部分，因為 PM 2.5 細懸浮微粒屬於極小分子，吸入人體後大多會通過鼻腔而吸附在肺部組織，不太會存積在鼻腔黏膜，因此洗鼻器對清除空污中的 PM 2.5 細懸浮微粒的效果是非常有限。

鼻子有什麼狀況時，應該沖洗鼻腔？

使用洗鼻器可以改善過敏與呼吸道疾病，並可以減少藥物的使用。目前不少民眾已經逐漸能接受沖洗鼻腔的觀念。但如何正確又安全地進行鼻腔沖洗，卻只有少數的民眾知道，而有更多的民眾不知道自己該不該沖洗鼻腔，建議若有以下情況時，就可以進行鼻腔的沖洗。

❶在急性上呼吸道感染（感冒）時出現的急性鼻炎，或覺得鼻腔有黏稠的鼻涕時，鼻沖洗也可以有效減少使用解熱鎮痛劑、抗生素、黏液溶解劑、去充血劑。

❷急性鼻竇炎及慢性鼻炎（鼻竇炎）者，代表鼻子自癒及自清功能較差，此時也會建議患者以洗鼻作為輔助治療。若能每日規律鼻沖洗，可以降低甚至不需要用藥物控制鼻過敏的症狀。此外，鼻竇與鼻竇開口是可以被沖洗乾淨的，並保持鼻竇腔通道的溼度，避免鼻涕阻塞鼻竇口而造成鼻竇炎。

❸過敏性鼻炎的患者除使用藥物外，也可以使用洗鼻方式為做為輔助，減

少過敏原停留在鼻腔的時間，同時幫助排除鼻腔黏稠分泌物而改善症狀。

❹當鼻子功能不足以清潔外來的髒污微粒時，例如在空污嚴重的室外活動過久，清理室內而大量地接觸到灰塵、塵蟎等等，就可以使用洗鼻器讓鼻腔乾淨舒服。

❺鼻腔、鼻竇手術或頭頸部放射治療後，搭配鼻腔沖洗，可以清除血塊及結痂，幫助傷口的復原。

❻孕婦性鼻炎、萎縮性鼻炎、鼻涕倒流、或因鼻涕倒流而慢性咳嗽患者、鼻腔鼻竇的平時健康照護，都是可以用洗鼻器讓不適的症狀改善。

❼當醫師建議使用鼻部外用噴劑時，最好能在噴藥之前把鼻子洗乾淨。當藥物噴灑到清潔的鼻黏膜上時，會讓鼻用藥物更有效，讓噴霧更能深入鼻子中。

不可不知的正確洗鼻方法

❶ 衛生

在鼻腔沖洗前，應該先用肥皂或洗手乳將雙手清洗乾淨。沖洗的姿勢，在水槽前彎腰、頭部向下傾，然後將洗鼻器頂著鼻孔，接著輕壓瓶身，讓半瓶鹽溶液流入鼻腔中，此時切勿緊張，因為鹽水會從另一側鼻腔流出，應放鬆嘴巴且微張開用嘴巴呼吸，洗鼻過程中，也儘量不要說話或吞嚥。

兩側都沖完後，將頭部輕輕左右傾擺，這時會有液體慢慢從鼻腔流出，這是正常現象，不用過於擔心。可將鼻子緩緩地吹氣，將鼻腔內液體完全排出，並用輕柔的方式來擤鼻涕，以清除多餘的鹽水，若太過用力擤鼻涕，容易讓液體流往耳咽管，反而造成耳朵的不舒服！

在使用完洗鼻器後，器具需妥善清潔，務必保持容器的乾燥，才不會讓細菌滋生在容器內，造成鼻腔沖時將病菌帶入鼻腔內。此外洗鼻器為消耗品，一定要定期更換，一般會建議3～6個月就要更換。

❷ 等張

絕對不可以直接使用水龍頭的自來水洗鼻！根據研究報告指出，洗鼻水可以選用等滲透壓並帶有微鹼性，離子組成越相近海水的沖洗液效果較佳。海水可以降低發炎物質的產生，以減少過敏反應的發生，微量的鈣離子可以增進鼻黏膜上皮的恢復，鉀離子可以降低急性發炎反應，讓接受鼻部手術後的患者可以更快恢復。

不過，海水並不是這麼容易取得與保存，最方便的洗鼻水是使用等張溶液的「生理食鹽水」，對鼻腔的黏膜細胞刺激性較小、傷害較小，也可以使用煮沸後降溫的開水或蒸餾水來調配。普通的水相對於生理食鹽水或者鼻腔組織液的濃度為低張溶液，所以單純使用普通的純水來洗鼻子，容易有鼻腔和頭部刺痛感，如果大量使用，更會造成鼻腔黏膜水腫和脹痛。

❸ 等溫

最適合洗鼻子的水溫為37度，相當於我們的體溫的溫度，通常建議使用35～38度的「溫鹽水」來沖洗鼻子。鼻腔黏膜對溫度是相當敏感的，因此切勿使用過冷或過熱的液體來沖洗鼻腔，否則會造成嚴重的不適感。若是水溫過熱、超過48度的情況下，容易造成鼻黏膜的腫脹與損傷。

❹ 適當

部分患者常以為多洗鼻腔是有益的事，所以一天就給它清洗個5、6次，這是非常錯誤的觀念！鼻腔泡於鹽水中導致呼吸道水分堆積並非好事，鼻腔沖洗後，清洗液會暫時滯留於鼻腔或鼻竇腔中，所以最多早晚兩次，或每晚清洗一次即可。

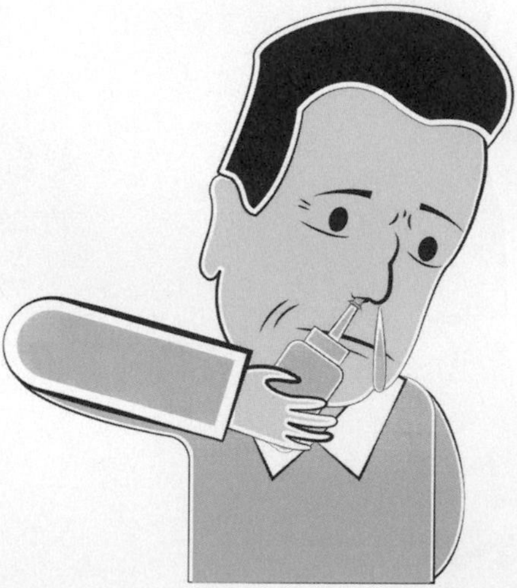

Chapter 3

有關喉嚨的疾病

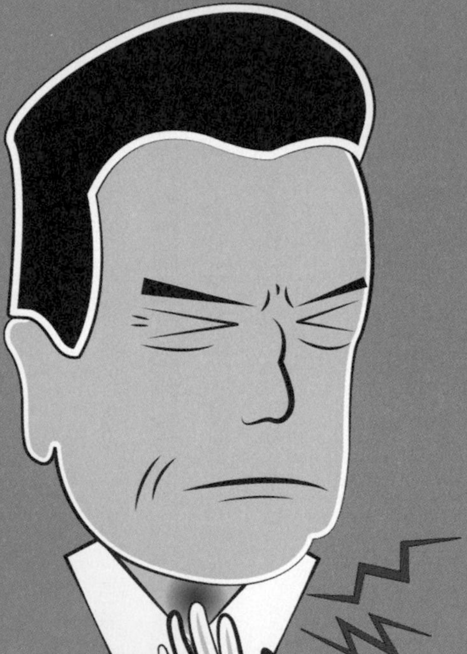

1 口臭不是牙周病，可能是扁桃腺結石惹的禍

EXAMPLE

38歲的蔡先生為金牌保險業務員，溝通能力絕佳，平時一出馬，保單便輕易入手。不過這半年來時常感到喉嚨卡卡的，左右兩側喉嚨張嘴或吞嚥時便會刺痛，扁桃腺也常常有發炎腫脹的感覺。更讓他難堪的是，現在只要一張口說話，嘴裡就散發出難聞的氣味，這個氣味連他自己都聞得到，刷再多次的牙也沒用，這樣的情況不僅讓他害怕與人說話，更導致他業績大幅下滑。

原以為只是牙周病，看了多次牙醫仍未改善問題，
輾轉至耳鼻喉科就診後才知道，原來是扁桃腺結石惹的禍。

什麼是扁桃腺結石？

扁桃腺是長在嘴巴後面的兩塊肉，並不是兩顆表面平滑的圓形的肉球，它的表面上有許多小凹洞，稱之為「扁桃腺隱窩」。而扁桃腺結石是由淋巴球、白血球、細菌、食物殘渣集結成團的塊狀物，通常為淡黃色、黃綠色或米白色，它就會藏在這裡。

扁桃腺結石就跟牙結石一樣，它不是真的石頭，而是一些食物殘渣加上口腔內細菌等等構成的髒東西，在吃飯或是口腔衛生不佳的時候，就會產生一顆顆白白臭臭的像是牙結石一樣，卡在扁桃腺的隱窩中。

我們平常會刷牙保持牙齒的清潔，可是卻沒有辦法用牙刷好好地刷扁桃腺。

當扁桃腺結石長期囤積在扁桃腺隱窩時，就容易引起扁桃腺慢性發炎、腫大，造成喉嚨卡卡刺刺不舒服的感覺。

甚至會造成口腔內異味、異物感、味覺異常、喉嚨慢性咳嗽、耳痛甚至吞嚥障礙，過去甚至有很多最後引發嚴重化膿需清創引流。若引起扁桃腺腫大也容易影響正常呼吸，嚴重甚至會誘發睡眠呼吸中止症。

如何檢測自己是否有扁桃腺結石：

❶不管刷幾次牙，刷完牙後仍然會有難聞的口臭氣味出現。

❷漱口時將頭抬高，這時會聞到刺鼻的異味從口腔

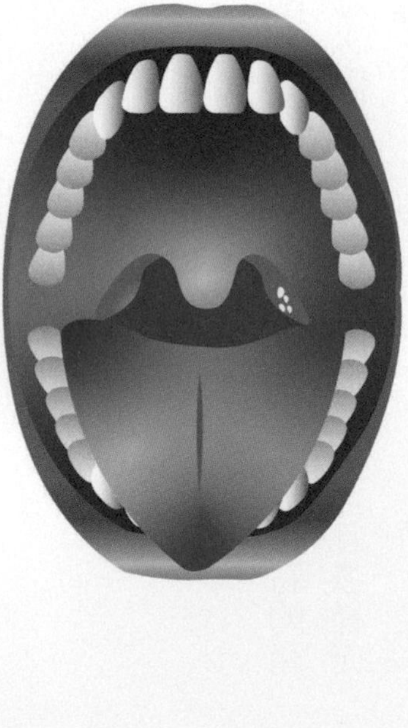

出來。

❸張大嘴照鏡子時，可以看到喉嚨兩側附近的隱窩處有一顆顆或一片白色的塊狀物。

如何改善扁桃腺結石？

通常扁桃腺結石會隨著咳嗽或漱口排出體外，所以要改善扁桃腺結石的產生，最好的方法就是要好好維持我們日常良好的清潔口腔的習慣，並且多補充水分、飲食清淡，飯後勤漱口、刷牙等等。

如果經常不明原因的口臭，且刷牙也刷不掉惱人的臭味，患者可以到耳鼻喉科門診接受詳細理學檢查，若發現喉嚨附近扁桃腺表面的小凹洞，卡了一顆顆白色的小球（甚至外觀看不到，需要用棉籤仔細翻找才能在扁桃腺與口咽部的皺褶中找到），就可以透過耳鼻喉長鑷，將小球抽取出來，患者頓時也會覺得喉嚨異物感消失，整個人會輕鬆許多。

如果扁桃腺結石反覆發作的機率頻繁，甚至導致扁桃腺化膿感染，即使積極改善口腔衛生仍有口臭困擾影響生活品質的問題，則可以考慮直接把扁桃腺摘除，也是一個治療的選項。

要提醒的是，民眾切勿自行用蠻力取出，以免傷及黏膜出血，建議仍是需要透過耳鼻喉科專科醫師協助處理，才能對準病灶治療，使口氣清新宜人，不再羞於開口。

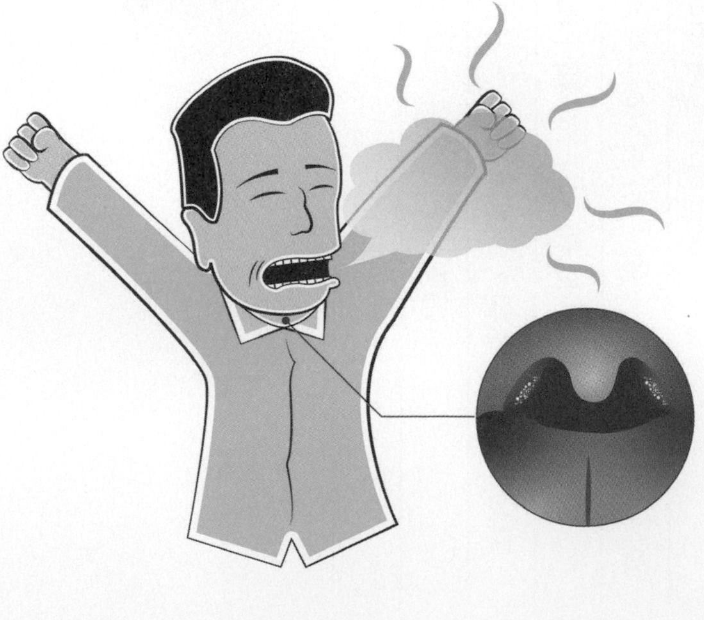

2 我的咳嗽為什麼一直好不了？

EXAMPLE

35歲的曉舒是個忙碌的上班族，在行銷部擔任公關的她，每天要講的話比吃的飯還多！兩個月前她被傳染了感冒，吃了一個星期的藥之後就沒有再回診，自覺流鼻涕、鼻塞的症狀有改善，認為不必再吃藥了，惟獨咳嗽就是一直好不了，早也咳、晚也咳，睡覺時的夜咳更嚴重，讓曉舒白天無法專心工作，晚上也沒辦法好好休息。她就這樣咳了快兩個月，已經嚴重影響到日常生活，去醫院檢查後，醫師告訴她是「慢性咳嗽」，原因就是出在她之前的感冒並未痊癒所造成的後遺症。

咳嗽數週未見改善的原因

咳嗽，其實是一種保護肺臟的自然反射動作，任何年齡都有可能發生，透過這個動作，由較高的壓力來幫助清除肺臟裡面的痰及微細刺激物。但當呼吸道細胞發炎時產生長期的咳嗽，反而對身體會造成不好的影響，病情的發展可大可小。

依據美國胸科醫師學會（American College of Chest Physicians）針對咳嗽發生與持續時間的長短，將咳嗽分為三種類型，一是咳嗽超過8週即稱為「慢性咳嗽」。二是咳嗽介於3～8週為「亞急性咳嗽」。三是咳嗽3週以內稱為「急性咳嗽」。

台灣有百萬人長期受咳嗽之苦，在美國每年也約有三千萬人次的門診是這類的患者。而感冒是造成咳嗽最常見的原因，但症狀通常在幾個禮拜後就會自然消失，通常不會超過3週，一般來說，咳嗽時間多於3週就應該接受檢查與治療。

造成慢性咳嗽最常見的原因包括：

1. 鼻涕倒流

很多慢性咳嗽的患者，是因鼻涕倒流所引起，大部份是感冒病毒感染後續發的鼻竇炎引起鼻涕分泌物過於黏稠、過敏性鼻炎、急性鼻咽及咽喉部

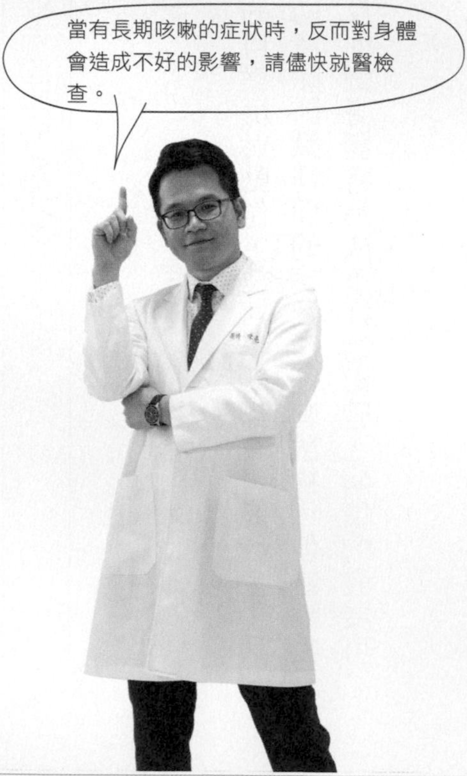
當有長期咳嗽的症狀時，反而對身體會造成不好的影響，請儘快就醫檢查。

淋巴發炎等等。

❷ 氣喘

氣喘是一種呼吸道過敏的疾病，因氣管敏感，容易在半夜或氣溫驟降時發作，造成長期咳嗽，此種患者常見於清晨或是晚上就寢時會咳嗽，也容易因空氣品質不良而造成氣管敏感而產生類似清痰或乾咳。

❸ 胃酸逆流

胃食道逆流造成的慢性咳嗽，是相當常見的，有可能是胃和食道間的上或下括約肌鬆弛，讓胃酸逆流到食道入口與咽喉部，引起咳嗽的反應。

其他較少見的原因：

- 慢性支氣管炎。
- 感冒咳嗽時間較長，引發後續的咳嗽接受器變敏感，及支氣管反應敏感。
- 支氣管擴張症。

- 其他慢性呼吸道感染。
- 藥物引起（例如高血壓藥物）。
- 職業環境的過敏原暴露。
- 抽菸。
- 咳嗽變異型氣喘。
- 肺腫瘤。

咳嗽的治療與預防

由於慢性咳嗽常見為慢性刺激或發炎所引起，所以治療時間會比「急性咳嗽的治療」時間來得長。初期以口服藥物減輕擾人咳嗽症狀，中期控制引起刺激發炎的病因，後期為生活作息的長期調整。

除了尋求耳鼻喉科醫師來安排檢查以排除鼻涕倒流、慢性咽喉炎、胃酸逆流的可能性之外，另外也建議患者至胸腔內科確認是否有氣喘、慢性支氣管炎、支氣管擴張症、肺腫瘤或其他慢性呼吸道感染問題。

此外，改變生活習慣，也可以降低喉嚨及支氣管的刺激。包括戒菸或減少抽菸的數量及頻率。抽菸容易引起下食道括約肌放鬆，繼而引起胃酸逆流而刺激喉嚨。少喝酒、咖啡、茶、可樂、冷飲等刺激性食物，也可以避免刺激喉頭氣管而引發咳嗽。少吃油炸物、甜食、高油脂食物、作息正常等等，都是可以避免咳嗽的發生。

若能減少接觸冷空氣、香

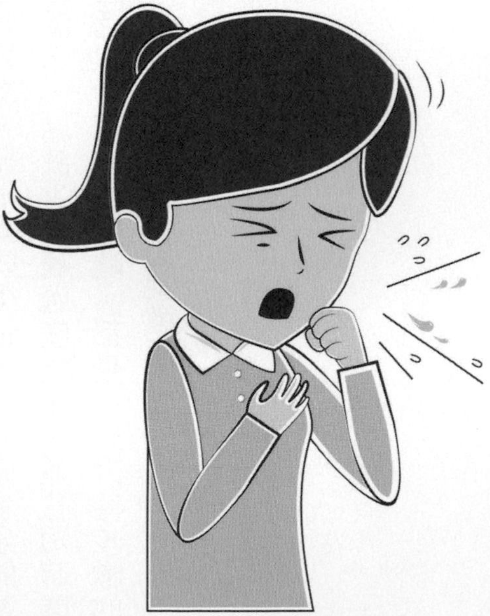

水、刺激性氣味，或環境中不要太過於乾燥，日常養成少量多次補充水分的習慣，不要喝太熱或太冷的水，最好是溫水，以減少喉嚨過度乾燥。並且短時間內儘量讓喉嚨多多休息，減少大聲講話或過度使用喉嚨，都是可以改善咳嗽的情況。若咳嗽改善了，應再忌口1～2週的時間，避免刺激而再度復發。

3 咳嗽，要怎麼吃？中西醫一次告訴你

EXAMPLE

咳嗽很難受，不僅影響到工作，也會影響到睡眠，嚴重的人甚至會有頭痛、胸痛、漏尿的問題。不管是西醫或是中醫，都會建議患者能吃什麼、不能吃什麼，但在食物的禁忌方面，每個醫師說的都不一樣，甚至有的醫師會說，「吃什麼都沒關係，飲食均衡就好」。到底哪個說法才是對的呢？

很多醫學文獻中指出，針對咳嗽的飲食注意事項，沒有太多的實證醫學證明，哪些食物是被禁止的。因此從西、中醫的綜合觀點，另外結合了美國的營養健康知識，來提供給大家一個最清楚明瞭的飲食建議。

水果類的禁忌

中醫師的觀點：認為需要區分冷咳與熱咳，應該避免的水果也有所不同，民眾不容易快速理解。如果民眾不知如何區分冷咳與熱咳的話，通常橘子、香蕉、西瓜、芒果、荔枝等等，很甜的水果應暫停食用。

營養師的觀點：跟中醫師類似，認為甜的水果比較容易引起咳嗽反應，所以會建議暫停食用這類水果，可以挑選蘋果與芭樂這兩類溫和的水果來食用。

西醫師的觀點：有檸檬酸成分的水果要儘量避免，因為檸檬酸會引起咳嗽反射，刺激已經在發炎的喉嚨黏膜，使得咳嗽、喉嚨痛的症狀更加嚴重，也需要更長的復原時間。很多臨床實驗的咳嗽誘發測試是使用用高滲透壓、刺激性、檸檬酸來刺激咽喉，看咳嗽神經是否過度敏感。檸檬酸主要存在於檸檬、柑橘、梅子、李子、梨子、桃子等果實中。尤其是柑橘屬的水果中都含有較多的檸檬酸。

油炸物儘量少吃或不吃

中醫師的觀點：咳嗽一般都是肺熱引起，油炸食物會使肺熱更加嚴重，並且會加重腸胃的負擔，對咳嗽症狀「雪上加霜」。如果是在外面買的油炸食物，部分店家會重複使用回鍋油，產生許多有毒物質，對身體十分不利。

營養師的觀點：食物在高溫的情況下，維生素會被大量破壞，妨礙了人體對食物中維生素的攝取。人在咳嗽的時候應吃一些清淡而有營養的食物，才能建立起良好的免疫力與抵抗力。

西醫師的觀點：食物在油炸的過程中容易產生丙烯醛（acrolein），這是一個揮發性的空氣刺激原，會進一步引起咳嗽反應，造成症狀惡化。

飲品類的禁忌

1. 咖啡因飲料

生病時需要足夠的水分，才能維持免疫系統的運作效率，但含咖啡因飲料（咖啡、茶、部分提神飲料等等）會有利尿的作用，會使人尿多、缺水，容易引起喉嚨的乾燥疼痛，會加重咳嗽的症狀。另外咖啡本身的酸性也會引起刺激而咳嗽，所以建議要儘量避免飲用。

2.牛奶

牛奶在消化吸收的過程中，會刺激腸胃道分泌消化黏液，同時也可能讓喉部及呼吸道，產生黏稠的黏液而引起不適。乳製品雖然不會增加痰或鼻水的量，但會發現，有些人在喝牛奶之後會感覺痰變得比較濃稠，使人更不舒服，更想要咳嗽清喉嚨來清除黏液。因此有痰或鼻水時，可以先減少乳製品的攝取，觀察病情是否得到改善。

3.水分的補充

水分的補充也是有小技巧的，建議少量多次，時常潤濕喉嚨可以降低喉嚨的乾燥不適感，可以改善咳嗽。應該避免多量少次、一次牛飲過多的水分，反而容易引起胃酸逆流而造成喉嚨的刺激，進而引起咳嗽症狀惡化。水溫部分，建議以溫熱水為主，切莫太燙口而再次傷害到咽喉黏膜而加重病情，也儘量少喝冰水，避免太過刺激氣管，造成暫時性的氣管收縮，而加劇咳嗽。

加工食品也要少吃

咳嗽常見於身體受到感染或免疫力下降時，此時最需要的就是提升免疫力，所以營養的良好補充是一大重點。中西醫與營養師都一致認同要儘量多吃原始食材，儘量減少加工食物及垃圾食物的攝取。

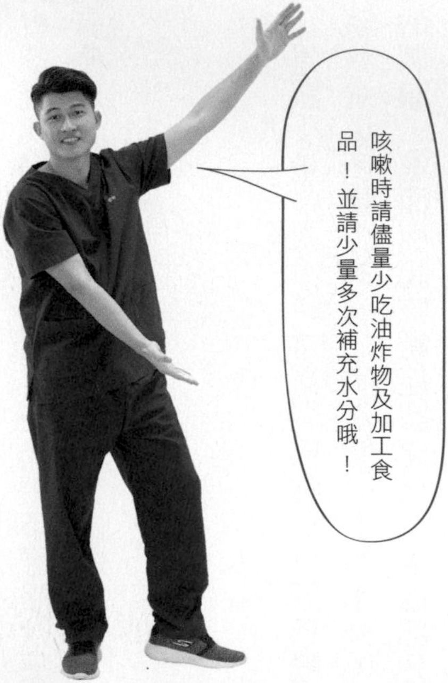
咳嗽時請儘量少吃油炸物及加工食品！並請少量多次補充水分哦！

4 喉嚨反覆疼痛，切除扁桃腺就能一勞永逸了嗎？

EXAMPLE

40歲的周先生是耳鼻喉科門診的「老顧客」，他每隔幾周就因喉嚨痛、發燒跑來看診拿藥。每次他一張開嘴檢查，醫師總是發現它整個喉嚨又腫又紅，兩顆扁桃腺腫脹化膿。幾次下來，不僅藥量需要增加，喉嚨發炎、發燒的情形也更頻繁，診斷後是「慢性扁桃腺發炎」。周先生也實在受不了反覆發作的困擾，在醫師的建議下把扁桃腺割掉。

扁桃腺的構造與功能

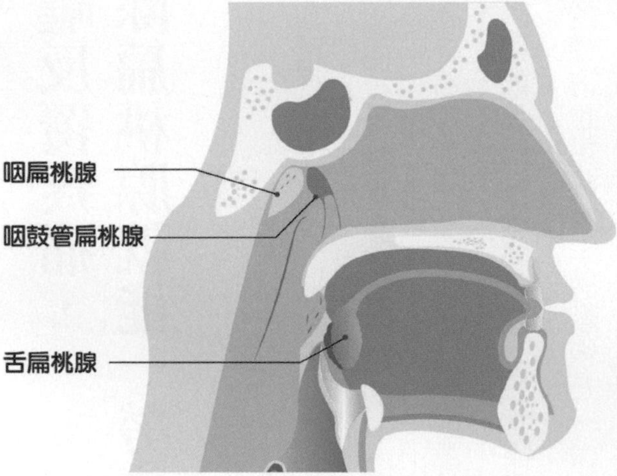

急性扁桃腺炎	慢性扁桃腺炎
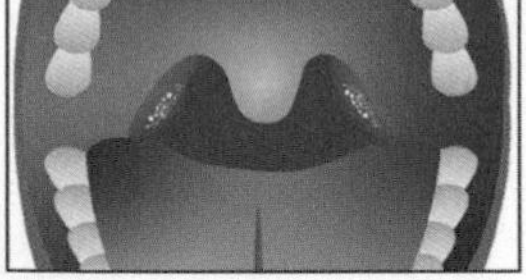	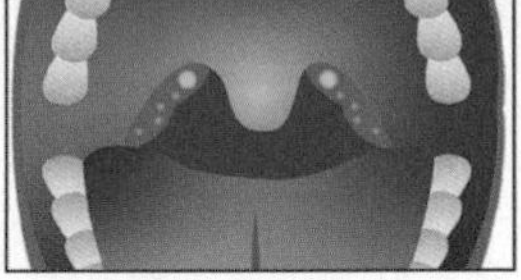
孩子和年輕人好發，扁桃腺紅腫附著白色或汙穢的黃色分泌物	扁桃腺表面凹凸不平，凹陷處有膿，有時一按就出膿

當建議切除扁桃腺時，患者往往會非常困惑、抗拒，擔心拿掉扁桃腺後細菌是否會長驅直入？因為常聽人家說扁桃腺是身體第一道防線，拿掉就會導致抵抗力下降，其實不然！

當人體隨時接受外來的過敏原以及病菌的侵害時，為什麼我們沒有特別的感覺呢？那是因我們身體裡有很多淋巴組織，以保護我們免於受到外來病菌的侵擾，淋巴組織比較豐富的地方，就會聚集成一團一團，四處分佈在體內。

長在咽喉部的淋巴組織，即所謂的扁桃腺。扁桃腺是由3個淋巴組織集結而成，鼻子的後咽部稱為「咽扁桃腺」，喉嚨側後方稱為「顎扁桃腺」，聚集在舌根部的稱之為「舌扁桃腺」，這些都具有防禦外來過敏原和病菌侵害的守衛功能。

其中「舌扁桃腺體」上有許多小的凹洞，是面積較大的扁桃腺，能有效率的殺死外來的細菌及病毒等病原體，也正因為如此，它和入侵的病原體也有較多接觸的機會。

口腔中每天都會有各式各樣的細菌存在，一般來說，扁桃腺都能戰勝這些細菌。但有可能因過度勞累、氣溫急劇下降、感冒等等情況，使人體的免疫力減弱，同時對細菌的防禦也跟著減弱，這時扁桃腺就會被細菌感染而發炎。

扁桃腺炎發病的特徵

扁桃腺炎可分為「急性扁桃腺炎」和「慢性扁桃腺炎」。

當吸入空氣或吃進食物時，扁桃腺的淋巴組織就會辨認出對人體有害的壞分子，引導身體的免疫系統去消滅它，所以在感冒時（一般的感冒指的就是上呼吸道病毒的感染），有時會見到扁桃腺的腫脹肥大，甚至會有化膿的現象。扁桃腺就是淋巴組織在和病原體奮戰的戰場，而化膿就是淋巴球跟病菌的屍體。

除了化膿之外，最令人困擾的就是喉嚨非常的疼痛，甚至痛到無法吞嚥食物和唾液，這種疼痛感會擴展到耳部。同時也會出現38～40度的高燒，也可能出現畏寒和全身倦怠等等，像感冒一樣的症狀。

值得注意的是，如果扁桃腺一直反覆發炎，甚至一年就有五、六次的急性發作，那就有可能演變成「慢性扁桃腺發炎」，這時可以考慮把長期發炎、藏污納垢的扁桃腺切除。

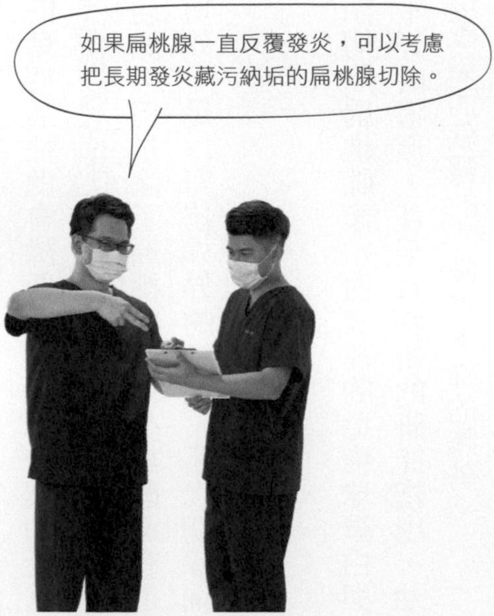
如果扁桃腺一直反覆發炎，可以考慮
把長期發炎藏污納垢的扁桃腺切除。

切除扁桃腺，對免疫功能影響不大

一般來說，青春期過後，扁桃腺的免疫活性就會降低，身體的防禦功能就會由其他地方來代替，因此成年人切除扁桃腺並不會有免疫力低下的副作用。

兒童的扁桃腺雖然仍有免疫活性功能，但是除了扁桃腺之外，身體還有很多其他的淋巴系統，也扮演著防禦的功效，足以對抗外界的細菌，所以切除扁桃腺並不會引起明顯的免疫力下降。

此外，也有學者研究指出，幼兒期切除扁桃腺後，血液裡的免疫球蛋白與一般人無異，也就是沒有特別免疫力不好的情形。甚至有些新的研究指出，幼兒接受扁桃腺切除後，反而因上呼吸道感染而就醫的次數有下降的趨勢。

不可否認，扁桃腺對於幼兒在初期免疫系統的建立佔了一定的角色，但如果幼童因為扁桃腺過大而造成張口呼吸或餵食困難，嚴重睡眠呼吸中止症而影響正常的生長發育，或者反覆感染發燒造成嚴重併發症，此時耳鼻喉科醫師就會建議將扁桃腺切除，以維持呼吸道暢通和減低發炎時的不適與併發症。

總而言之，「切除扁桃腺」對於成人並無特殊影響，而對於孩童，若是有扁桃腺腫大等病變，進而影響生活或發育的情況，經醫師評估後，接受切除扁桃腺手術仍是會對孩童有較大的好處。

目前如果要接受扁桃腺切除手術的話，需要住院接受全身麻醉來進行手術，一般住院的天數為3天至5天。手術後會有一至兩週的傷口疼痛、進食疼痛的問題。

5

活到老，也要吃到老，真的是件不容易的事?!

EXAMPLE

70歲的朱爺爺以前最喜歡吃便當了，最愛裡面的白飯、排骨、青椒肉絲、竹筍⋯這些色香味俱全的菜色，讓他每餐都吃得津津有味！可是最近發現白飯吞不下去了，只能吃稀飯，最愛的豬肉，也讓他嚼得很吃力，吃一頓飯的時間變好久，幾個月下來越吃越少，體重也掉了好幾公斤。不巧的是，他的老伴朱奶奶因便祕被送來醫院，一問之下才知道朱奶奶喝水常常會嗆咳不舒服，不愛喝水而導致大便太乾硬了！兩老都覺得年紀愈大，吃東西、喝個水都變得好困難呀！

每個人都希望家中的老人家，或是將來的自己，能夠健康呷百二。但隨著年紀越來越大，「吃」可能成為一個壓力來源，甚至變成無形的殺手。千萬不要小看這個問題，依據《國民健康署》針對全國22縣市，高齡友善城市調查發現，有10％的老人有咀嚼困難、吞嚥能力變差的問題，繼而造成腸胃消化功能漸弱，容易衍生營養不良。

嚥下的食物，要走該走的路

從口腔或鼻腔通往身體的路徑有兩個，一個是位於前方的路徑，會經過「喉部」通往氣管，我們呼吸的氣體便經由此通道進入肺部。另一個是位於後方的路徑，則是從「咽部」通往食道，然後連結至胃，所以後方的通道才是食物的路徑，也是吞嚥的正確生理機制。

當我們吃的食物或喝下去的水跑到前方，就會導致吸入或嗆咳。如何讓食物不要跑錯地方，全靠喉部的安全機制阻擋食物，當起動吞嚥的那1～2秒，像葉子一樣的「會厭軟骨」會向下蓋住喉部入口，此時聲帶也會關閉，加上喉部組織緊縮，就形成防止食物掉落的屏障，食物也被咽部肌肉推向該走的路徑。

肌肉量減少，影響吞嚥功能

一連串複雜的機制需要六對腦神經與好幾條肌肉相互協調才能完成。隨著年齡增長，肌肉數量逐漸減少，肌肉力量也會減弱，「吞」的動作不再像年輕時一樣快、狠、準，喉部的保護機制自然也就打折扣。

除了老化的因素之外，對於曾經罹患神經性疾患、腦部腫瘤、接受放射線治療或手術及腦部外傷的患者，也可能會出現喉部、咽部吞嚥反射延遲，或肌肉無力的現象，進而特別容易造成食物進入氣管，而有嗆入或吸入的情形，如此就可能引起後續的吸入性肺炎或慢性咳嗽的問題。

吞嚥障礙的症狀

有些年長者吃沒幾口飯就會清喉嚨，或者越想把食物吞進去，越是吞不下去。有的甚至吃完一段時間後出現劇烈咳嗽，這是因為正常狀態下，當吞嚥反射啟動後，咽部肌肉會收縮將食物擠壓至食道內，這股力量必須足以推動所有質地的食物，包含固體或是黏稠液體。如果力量不足，就讓食物黏在咽壁上，這時會覺得卡卡不舒服，一旦卡住的食物越積越多，就有可能掉入前方喉部組織造成嗆咳，甚至引起吸入性肺炎！

評估吞嚥能力時，也會聽吃東西前後的聲音變化。患者常常在吃完東西後雖然沒有嗆咳，但是會聽到他們講話聲音有水聲，像是有痰的聲音。這種情形也會猜測有食物掉到聲帶上方，因而在發聲時造成聲帶振動所導致。

若有以上的情形，代表吞嚥困難可能已經發生好一段時間，平常應多留意身邊的長輩，一旦發現有類似的情況，務必到大型醫院的復健科或耳鼻喉科就醫檢查，醫師會轉介語言治療師進行評估與治療。但大部分的患者往往已經出現發燒或吸入性肺炎才被送到急診。

平時多訓練口咽肌肉，延緩並預防咀嚼退化

臨床上吞嚥困難的患者，多屬於長期臥床且咳嗽力量差，使肺部或咽喉部累積許多痰，需要靠抽痰協助移除，一旦發生食物吸入又無法將食物咳出，就很容易肺部發炎。

有些方法仍可以讓長者吞得更好，譬如長者自己調整飲食的方式，或教導改變餵食者的餵食方式。自己吃，就慢慢小口的吃，讓口腔及咽部的肌肉足以

處理食物的流向，會比豪邁大口餵食來得安全。此外，餵食者需要有耐心並細心的餵食，譬如可以等待他吞完再餵食下一口，同時可以準備合適的食材等等。

「吃」本身就是維持吞嚥功能的方法，除了用細心的態度安全的吃之外，也可多訓練口咽部肌肉，例如用雙手抱頭看肚子、頭部左右搖擺，讓肩頸放輕鬆、雙手舉高打個大哈欠、把嘴角向左右拉開，保持微笑的姿勢，或臉頰內縮把嘴嘟得高高等動作，都是可以訓練到口咽部的肌肉，維持吞嚥肌肉的強度，並延緩肌肉功能退化的情形，就可以活到老、吃到老。

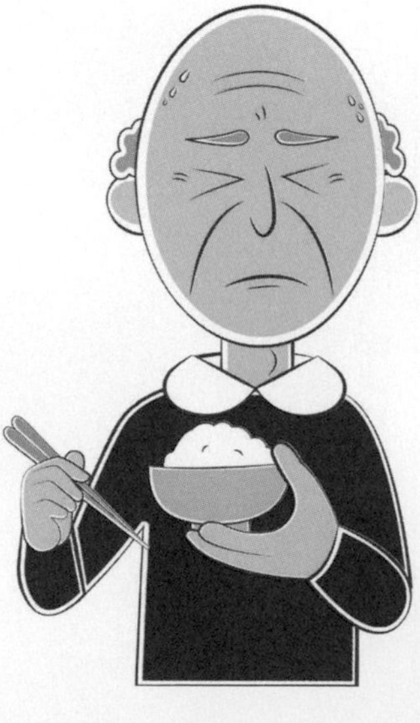

6 實用又簡單的六招養「聲」之道

EXAMPLE

一口清亮的嗓音不只聽起來悅耳，還能在人與人溝通時給人良好的形象，甚至它很可能是您的生財工具，譬如職業用聲者：老師、銷售員、歌手、律師或廣播員，包含語言治療師與醫師我們自己，也都常常需要靠講話來工作養家糊口，這些職業用聲的時間會比一般人多兩三倍。如此過度用嗓很容易使聲帶疲勞，聲帶很可能慢慢磨出繭或出現其他問題。

因此每個人都應該學習正確的護嗓方法，
才不會讓糟糕的嗓音影響您的生活。

第一招 發聲的姿勢要正確

很多人有嗓音問題是因為說話時大部分的工作交給「喉部」，其實「腹部」才是聲音耐操的好幫手！說話或歌唱時，若肚子有幫忙 hold 住，讓呼吸道氣流穩定灌注喉部，喉部較可能放鬆達到輕鬆發聲。

而保持姿勢正確是重要的基本功，良好的姿勢幫助腹部隨時待命，讓您在發聲時能找到對的位置用力，同時也能幫助呼吸道通暢，使氣流毫無阻礙推動聲帶發聲。下面兩個姿勢可以讓發聲比較有效率。

站姿：讓身體貼牆壁站，雙腳與肩同寬，腳後跟、臀部、背、後腦勺皆貼著牆壁。

坐姿：坐椅子時抬頭挺胸且臀部不坐超過椅面的二分之一。

第二招 少量多餐地補充水分

發聲時需要氣流推動聲帶產生快速振動，因此聲帶黏膜要靠水分維持濕潤。建議「多喝水不如常喝水，少量多餐地補充水分」，不僅可以時常潤濕我們的聲帶，也可以避免因為一次牛飲大量水分而引起胃酸逆流。尤其常常需要講話的人，隨時喝1～2口開水，可以避免聲帶上的黏液變稠而阻礙發聲。

第三招 避免咽喉逆流發生

現代人工作繁忙，許多人都曾經感覺過「喉嚨卡卡」，但其實不知道這正是咽喉逆流症在作祟，當消化食物的胃酸逆流至咽喉，強酸會傷害聲帶黏膜阻礙發聲，也可能伴隨喉嚨乾燥、乾咳、或反覆清喉嚨的症狀。

咽喉逆流症和工作壓力大、三餐不定時、愛吃宵夜、甜食或刺激性食物，如油炸類、咖啡、茶、辣椒或菸酒……等習慣有關。規律的生活作息以及適當的飲食控制是最好的治療方法，如果咽喉逆流讓喉嚨感覺不舒服，可以喝溫開水沖淡，若已經嚴重影響生活，建議到醫院尋求藥物治療。

第四招 避免嗓音濫用

嗓音「濫用」容易讓聲帶疲勞。聲帶振動是非常精密又複雜的運動，男性一秒振動約為110下，女性約為220下，如果每天連續長時間說話沒有休息，很可能會讓我們的聲帶長繭或受傷。

最好的方式就是常常檢視自己的聲音是否出現疲勞，譬如連續用聲一小時、發聲變得很吃力、喉嚨感覺疲勞、無法小聲說話或聲音沙啞。當聲音出現疲勞時，就要禁聲休息至少30分鐘以上，每天2～3次。

第五招 充足睡眠和保持愉快心情

良好的睡眠與正常的作息可以放鬆肌肉，另外也可以促進身體組織的良好修復。肩頸肌肉放鬆，可以讓發聲時聲帶肌肉較有彈性，發聲較不費力、共鳴更好。愉快心情可以讓聲帶黏液分泌穩定，有益聲帶振動。

第六招 培養運動習慣

運動可以讓身體肌肉更協調、體態更好。例如鍛鍊核心肌群，可以調整身體的重心在對的位置，比較容易在說話或歌唱時運用腹部支撐，減少肩頸、喉部、口腔周圍肌肉的張力。

同時，呼吸是發聲的能量來源，運動增加肺活量及呼吸肌群的肌力，也可以減少喉嚨負擔。養成一週至少兩次，每次30分鐘的運動習慣，例如快走、慢跑、騎單車、打球……等等。

以上六招看似簡單，但做起來卻不容易，因為改變生活行為是需要決心及毅力，時時刻刻提醒自己要記得，才會變成日常生活習慣。

此外，這些只是保養聲音的方法，如果您是職業用聲者或平時說話較多、特別是需要大聲說話的人，則運用正確的發聲方式和技巧就非常重要。若有嗓音方面的困擾，建議到醫院進行咽喉檢查及嗓音測試，同時還有語言治療師可以給您專業的嗓音訓練。

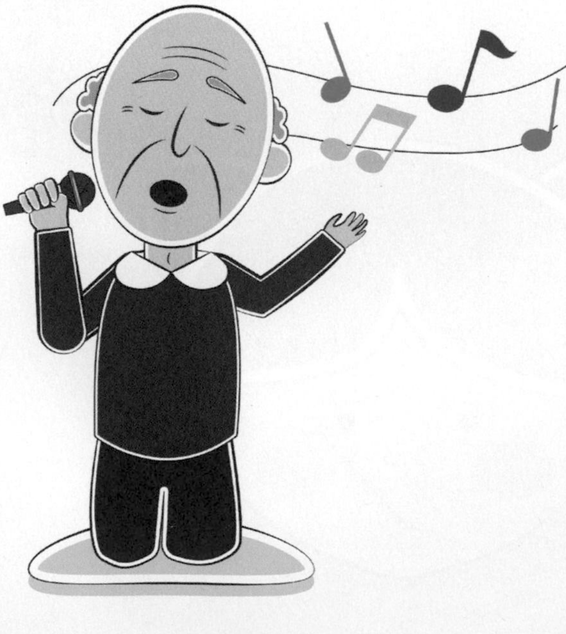

Chapter 4

有關感冒與流感的問題

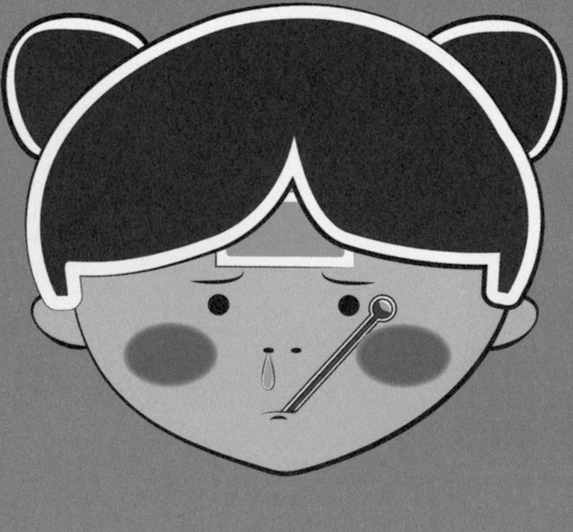

1 感冒不等於流感?!

EXAMPLE

85歲的王老太太，每個月固定到大醫院看風濕免疫科。今年12月，她照往常一樣去門診複診，不過就在看完診回家之後，就覺得身體很虛，以為是年紀大的關係，想說休息一下子就好了。

結果休息兩天虛弱感不僅沒有好轉，全身還出現肌肉痠痛、發高燒、畏寒、咳嗽，喉嚨也痛得無法進食，她索性到住家附近小診所拿感冒藥。吃了一個星期也不見症狀好轉，反而出現呼吸困難、心臟無力。家人趕緊把她送急診室，有經驗的醫師馬上就給她做了「流感快篩」，結果出來果然是得了流感，且肺部已經發炎了。醫師說，老太太再晚送來幾個小時，就有生命的危險。經過治療，王老太太健康回家，並且提醒自己現在只要出入公眾場所都會戴上口罩、洗手，不讓可怕的病毒再來威脅她。

感冒和流感是完全不同的疾病

「流感」與「感冒」是完全不同的疾病，症狀也天差地遠，但仍常常容易被患者混淆。前者具有較高的傳染力、住院率、併發症及死亡率，後者則只是局部範圍的影響。

引起感冒的病毒數百種，症狀主要集中在鼻腔、喉嚨的上呼吸道，出現的症狀包括：咳嗽、打噴嚏、鼻塞、流鼻水，一般感冒發病的進程慢、病情輕微、傳染性弱，大多數人會在1～2週內就痊癒。

流感，是由流感病毒所引起的急性呼吸道傳染病。流感病毒有A、B、C三型，其中以A型流感所引起的病症最為嚴重，再來是B型，C型的症狀最輕微。

流感大多盛行在冬季，每年疫情從11月下旬開始增加，年底到隔年年初則達到流感的最高峰。尤其是過年期間，人群南北交流，傳染性達到最高峰，疫情要到2、3月才會趨於平緩。

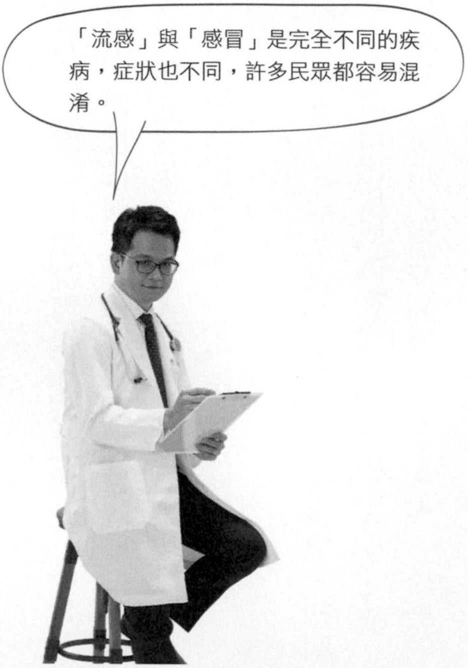
「流感」與「感冒」是完全不同的疾病，症狀也不同，許多民眾都容易混淆。

流感病毒的傳染途徑與症狀

流感病毒的傳染方式，主要是藉由咳嗽、打噴嚏等飛沫方式傳染，或是用手去摸到沾有流感病毒的門把、桌子、電梯按鈕⋯等等，再觸摸自己的口、鼻而感染。這也是為什麼經常要求民眾能勤洗手，和別人打招呼最好是「拱手不握手」，打噴嚏時也是用手肘來阻擋口鼻的飛沫，而不是用手掌。

流感病毒在人體內的潛伏期約1～2天，症狀以「全身性」來表現。初期症狀以發冷、發熱、頭痛、乾咳為主，同時會出現肌肉痠痛、連續高燒3～4天，疲倦、厭食、流鼻水、喉嚨痛及咳嗽等，發燒的情況約持續2～3天，痊癒的時間需要1～3週。

特別注意的是它所帶來可怕的併發症，A、B型流感對抵抗力較弱的老人、孩童，或是患有心臟病、慢性肺病、糖尿病患者，很容易引起非常嚴重的併發症。包括中耳炎、鼻竇炎、腦炎、肺炎、心肌炎或心包膜炎等，甚至造成死亡，因此建議高危險族群，應接種流感疫苗。

流感與感冒治療方式大不同

流感與感冒的治療方式不同。感冒是以「症狀控制的藥物治療」為主，而流感除了服用症狀控制藥物之外，還需要服用「抗病毒藥劑」，例如「克流感」或「瑞樂沙」。

「瑞樂沙」只能用於5歲以上的患者，而且是吸入型，不需要依據體重來

衛生署疾病管制局

流感與一般感冒的差別

項目	流感	一般感冒
病原體	流感病毒(15%)	呼吸道融合病毒，腺病毒等(85%)
影響範圍	全身性	呼吸道局部症狀
發病速度	突發性	突發/漸進性
臨床症狀	喉嚨痛，倦怠，肌酸痛	喉嚨痛，噴嚏，鼻塞
發燒	高燒3-4天	發燒1-3天
病情	嚴重、無法工作/上課	較輕微
病程	約5-10天	約1-3天
併發症	肺炎、神經症狀（雷氏症）	少（中耳炎及其他）
流行期間	冬季多	春秋冬季
傳染性	高傳染性（常有群聚）	傳染性不一

調整劑量。而克流感為口服藥物，沒有年齡的限制，但需要依據體重的不同來計算服用的劑量。

服用克流感治療，務必吃完整個療程

只要是開立「克流感」，醫師一定會是開5天的劑量，服藥方式是早晚各吃一次。不少患者在吃了3天藥物有比較好轉之後，就會自行停藥，這種不按照醫囑的服藥行為，醫師強烈建議千萬別這麼做！若是沒有吃完整個療程，不僅病程拖得久，還容易再把病毒傳染給其他人。

「克流感」主要的作用是縮短流感發燒病程、降低體內流感病毒量。標準的療程就是投予5天、共10顆的份量。規律地吃完全部療程，才能降低體內病毒量、縮短發燒時間、減少出現併發症的機會。

近幾年，有許多更新型、便利的抗病毒藥物問世，例如使用點滴靜脈注射單一劑的「瑞貝塔」（Rapiacta），以及單次口服的「紓伏效」（XOFLUZA）。

這些新的抗病毒藥目前健保並沒有給付，但是單次就能夠迅速的降低流感症狀與病毒數量，對於罹患流感的患者，有了一個快速改善病況的新選擇。

懷孕期間服用流感抗病毒藥劑，安全又可降低併發症風險

對於孕婦而言，流感可能會引發嚴重的併發症，甚至死亡，所以服用流感抗病毒藥物可以幫助降低危害及併發症的風險。

目前沒有任何研究顯示，孕婦服用抗病毒藥劑會對自己或其胎兒有害，在相關之懷孕的動物研究中，也沒有足夠證據顯示會出現任何問題，所以還是會建議罹患流感的孕婦服用克流感。

哺乳期間服用流感抗病毒藥劑，不會影響到嬰幼兒

哺乳期間的產婦如果得到流感，仍建議服用克流感，在服藥期間仍然是可

以持續地給嬰幼兒餵養母乳。在人體上，克流感經代謝後，分泌到乳汁的比例，不到服用劑量的1%，因此在臨床上普遍認為對嬰幼兒沒有不良影響。

如果媽媽們仍擔心藥物對嬰兒有影響，也可以選擇在服藥療程結束後再餵乳。克流感在服用後3到4小時左右便將大部分藥物代謝。可以在服藥前先餵母乳，或是在吃藥後的3至4小時再哺餵，都是可行的方式。

服用克流感的副作用為何？

臨床上，少數案例會出現噁心、嘔吐、腹部疼痛及頭痛等等副作用，但情形通常是暫時且可以忍受的，之後就會慢慢緩解。如果患者在服用期間出現上述症狀，不用太慌張，建議還是遵從醫囑，按照流程服用完畢。若不適症狀已經嚴重影響到日常生活，則建議儘速就醫，並請醫師判斷有無停藥之必要。

服用克流感後，就不會有傳染力了嗎？

依據文獻流感的傳染期，成人大約在症狀出現後3～7天，幼童甚至可長達數十天。如果有服用克流感，基本上傳染期的時間會縮短，但至於會縮短至幾天，到目前為止並沒有確切的一個數字。會因為開始服藥的時間點、是否有規律服藥、個人的免疫力差異、患者是否有其他的慢性疾病、是否有多休息…等因素而有所差。

一般來說，還是建議患者要規律服用完5天的藥物，同時在服藥期間務必要儘量自我隔離，不要到處趴趴

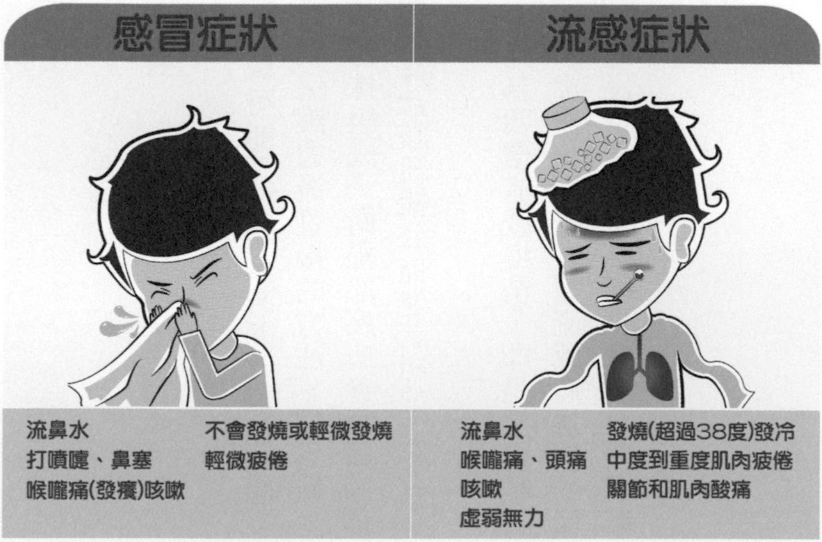

感冒症狀		流感症狀	
流鼻水	不會發燒或輕微發燒	流鼻水	發燒(超過38度)發冷
打噴嚏、鼻塞	輕微疲倦	喉嚨痛、頭痛	中度到重度肌肉疲倦
喉嚨痛(發癢)咳嗽		咳嗽	關節和肌肉酸痛
		虛弱無力	

走，等症狀幾乎都緩解之後再外出，會比較安全。

預防勝於治療，每年施打流感疫苗

由於流感病毒的變異快速，每年的流行菌株可能都會隨著時間改變而不同。因此，每年固定施打流感疫苗，便是提升自我保護力最直接的方法。世界衛生組織（WHO）每年對北半球建議更新之病毒株組成，衛福部疾病管制局每年均及時掌握世界衛生組織公佈的訊息，並採購符合該組織公佈建議組成之疫苗，提供接種計畫之對象施打。

目前的流感疫苗無論公費或是自費疫苗均為四價流感疫苗，即是提供世界衛生組織建議當年最可能的，兩株A型流感病毒株及兩株B型流感病毒株的保護力。此外，若是不符合公費流感疫苗施打的民眾，醫療院所也會有自費流感疫苗，提供給需要的民眾施打。

2 上吐下瀉竟然是感冒?!腸胃型感冒的威脅

EXAMPLE

陳太太昨天帶著上吐下瀉、有輕微發燒的3歲兒子去診所看病，經醫師檢查後跟她說，孩子是感染了「腸胃型的感冒」。

陳太太一臉疑惑，因為孩子既沒有咳嗽，也沒有流鼻水類似感冒的症狀，只是上吐下瀉、輕微發燒而已，怎麼會和感冒扯上關係，不知道孩子究竟是得腸胃炎?還是感冒?

腸胃型感冒，是感冒？還是腸胃炎？

相信嗎？翻開醫學辭典，裡面是沒有「腸胃型感冒」這樣的疾病，據說當時是醫師要和患者解釋所自創的病名。由於患者會有一般感冒合併腸胃炎的症狀，這個疾病其實是遭受到不同病毒感染，而出現不同症狀所導致。

所謂「腸胃型的感冒」，通常是諾羅病毒或輪狀病毒，會有一般感冒常見的症狀，包括打噴嚏、流鼻水、鼻塞、喉嚨痛、發燒、咳嗽等上呼吸道感染的症狀。再加上噁心、嘔吐、腹瀉、肚痛等腸胃炎的症狀，症狀可以持續1～10天。

輪狀病毒（rotavirus）

輪狀病毒好發在11月到隔年3月間，5歲以下學齡前的幼兒較容易感染，潛伏期約為2到3天。最常見而明顯的症狀就是「水瀉」，除此之外，患者會有輕度發燒，排出的糞便帶有酸味，容易有脫水的情形，但導致重症或死亡的機率不高。

目前輪狀病毒有兩種口服疫苗，都需自費，健保未有給付，國內上市的廠牌有兩種（分別為2劑、3劑時程）。

建議接種時程

第1劑：最早之接種年齡為出生滿6週，每劑最短接種間隔為4週。

第2劑：時程為出生滿2、4個月（最後1劑不得晚於出生後24週接種）。

第3劑：時程為出生滿2、4、6個月（最後1劑不得晚於出生後32週接種）。

諾羅病毒（norovirus）

諾羅病毒好發時間也是11月到隔年3月，任何年齡層皆有可能受到感染。

最明顯的症狀包括噁心、嘔吐、拉肚子、腹痛，也會合併輕微的發燒、頭痛、肌肉酸痛、倦怠感，孩童嘔吐的症狀會比成人明顯許多。

諾羅病毒的毒性不強，致死率也不高，但感染力卻很強，經常是「一人感染，全家都中」的情況。病毒潛伏期24到48小時，有些人在12小時內就會出現症狀。

病毒的感染途徑是吃進被病毒污染的食物、飲料、貝類及水產品。或是接觸被病毒污染的物品、患者的排泄物、嘔吐物等，再接觸到自己的嘴巴、鼻子或眼睛的黏膜而被傳染，或是吸入感染者的嘔吐物形成的飛沫因而造成感染。

由於諾羅病毒會長時間存活在排泄物或嘔吐物中，即便是感染者恢復之後兩個星期內，排出來的糞便內仍存有病毒，並且具有感染力，因此爆發大規模的感染機率很高，例如學校、醫院、宿舍、軍營、收容所、安養機構、餐廳、大型遊輪…等人多的公共場所。

病毒性腸胃炎不會影響小孩的發育

大部分得到病毒性腸胃炎的人通常可以完全恢復，不會有長期後遺症。需要多多留意發病期間，因嘔吐或腹瀉流失體液及電解質而又無法補充的人，如嬰幼兒、年長者、免疫功能不良者，因為體液的流失，有可能導致脫水及電解質的不平衡，進而抽搐，甚至死亡，所以需要特別的注意。

病毒性腸胃炎的治療

一旦感染輪狀病毒與諾羅病毒，都是無特效藥物可以治療，無相對應的抗病毒藥物可以服用。治療病毒性腸胃炎最重要的原則是，適度補充水分及電解質，搭配減輕上吐下瀉的藥物，以防止脫水和電解質的流失，如果有嚴重脫水時需住院打點滴。家中有嬰兒或幼小孩童的家庭，則可以在一般藥局購得口服電解質溶液，放在家中以備不時之需。

感染病毒性腸胃炎期間應注意補充水分與營養，必要時補充電解質。建議可透過「少量多餐」、「清淡飲食」的方式，避免過油或高糖分的食物刺激腸道蠕動，而加重腹瀉的情況。

此外，必須特別注意個人衛生，家中的物品或是孩童玩具，可用漂白水稀釋後擦拭消毒，避免接觸傳染。同時要養成經常且正確洗手的習慣（濕、搓、沖、捧、擦，大約需要40～60秒），或是戴上口罩，避免將病毒傳染給家人或朋友。

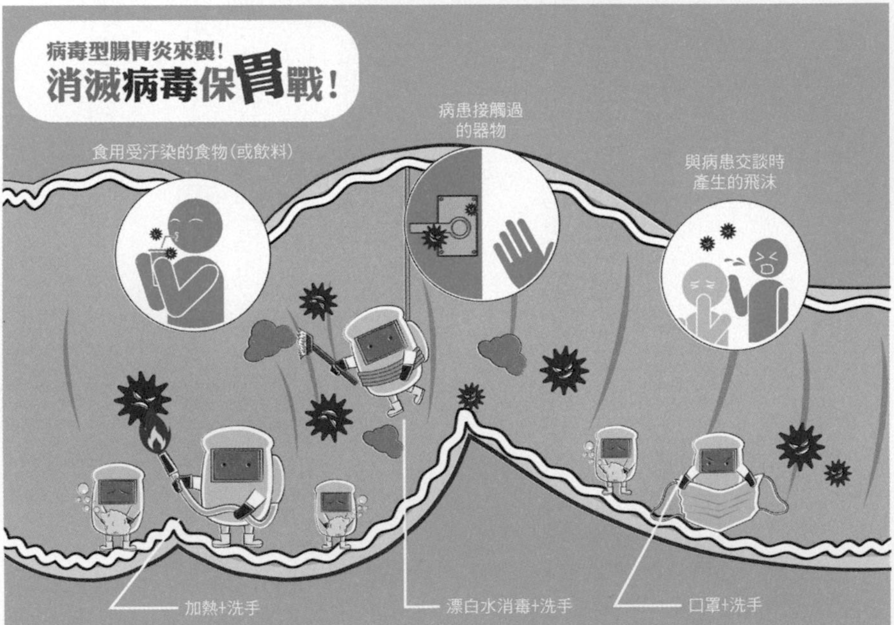

3 12個經常被問到的流感問題

Q1：為什麼今年我已經打過流感疫苗，還是感冒了？

A1：會引起感冒的致病原，有多達數百種不同的病毒和細菌，流感疫苗所包含的病毒株，只有包含近期內最常流行之3種病毒型別，所以並沒有辦法防範細菌所以引起的感冒症狀。此外，也無法防疫所接種的3種病毒型別之外的流感病毒種類。

要特別提醒的是，個人接種流感疫苗後產生的保護效果，也會有個別差異，因此少數人也有可能在保護力不足的情形下感染病毒。

引起「感冒」的病毒與引起「流感」的病毒種類其實是不相同的，所以打流感疫苗並無法預防感冒！會引起感冒的致病原有多達數百種不同的病毒和細菌，而流感疫苗所包含之病毒株只有包含近期內最常流行之4種流感病毒型別，所以並沒有辦法防範細菌所引起的感冒症狀。

另外值得一提的是，四價流感疫苗，也無法防疫所接種的4種病毒型別之外的流感病毒種類。最後，個人接種流感疫苗後產生之保護效果亦有個別差異，故少數人也有可能在保護力不足的情形下感染病毒。

Q2：孕婦或準備懷孕的婦女，是否可以接種流感疫苗？

A2：當然可以！

世界衛生組織（WHO）甚至建議孕婦為流感疫苗優先接種對象之一。此外，更是台灣公費流感疫苗接種對象。

研究資料顯示，孕婦接種流感疫苗後，對其本身及胎兒均沒有特殊的危險性，因此建議孕婦接種流感疫苗。而準備懷孕的婦女，也可以考慮在流行季節來臨前或流行期接種疫苗。

Q3：哺乳中的媽媽也能接種流感疫苗嗎？

A3：當然可以！

哺乳與接種流感疫苗並沒有任何衝突。此外，哺乳中的媽媽因為跟寶寶有親密的接觸，媽媽接種疫苗可以降低寶寶感染流感的機會。

Q4：6個月以下的寶寶，為何沒有納入流感疫苗接種計畫的對象？

A4：因6個月以下寶寶沒有使用效益及安全性等臨床資料，依照疫苗產品說明書並非是適用對象，所以未能列於計畫實施對象。

此外，還可以用免疫系統發育來解釋。一般來說，6個月~1歲半時，寶寶自身產生抗體的能力才會初步形成。換言之，6個月以下的寶寶，身體的免疫系統形成抗體的能力還很薄弱，這時候給予疫苗注射也無法形成有效的抗體數量。

由於新生兒可從母乳中獲得抵禦病毒的免疫球蛋白，因此若媽媽有接受疫苗的話，寶寶其實是可以從媽媽的母乳中得到抗體的。

Q5：流感與一般感冒有什麼不一樣？

A5：和一般感冒相比，流感容易出現明顯的頭痛、發熱、倦怠、肌肉酸痛等症狀，且通常症狀發作較突然，痊癒所需要的時間比一般感冒長，約1～2週、甚至更久的時間才能完全康復，而且容易引發併發症，甚至導致死亡。

Q6：哪些人不適合接種流感疫苗？

A6：有三種狀況的人不適合接種。

❶ 已知對疫苗的成份有過敏者，不予接種。

❷ 6個月以下嬰幼兒，因為疫苗反應不好，不予接種。

❸ 過去注射曾經發生嚴重不良反應者，不予接種。

值得注意的是，過往對已知對「蛋」的蛋白質有嚴重過敏者（吃蛋白質後，立即出現血管神經性水腫、呼吸困難、胸悶、或反覆嘔吐等症狀）不予接種。

因流感疫苗是以「雞胚培養病毒」製成，過去對雞蛋、蛋的蛋白質過敏者，被列為接種禁忌症。

但二〇一八年起，衛福部傳染病防治諮詢會預防接種組專家建議，可參考美、英等國做法，將「已知對蛋的蛋白質有嚴重過敏者」從接種禁忌症移除。所以近幾年來說，醫療機構已經開始針對「對蛋過敏者」執行流感疫苗的施打。但還是建議打完之後在院所觀察30分鐘，比較安全。

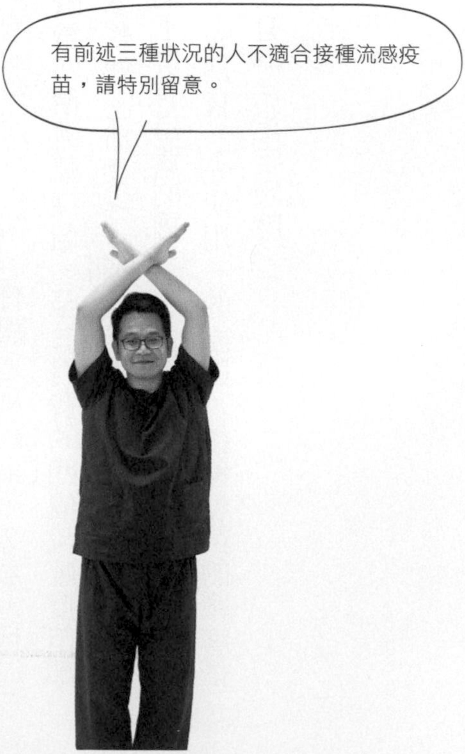
有前述三種狀況的人不適合接種流感疫苗，請特別留意。

Q7：為何每年都要接種流感疫苗？不是打了疫苗身體就會產生抗體了嗎？

Q7：每年流行的病毒株都會稍有不同，因此必須依據當年流行的病毒類型來接受疫苗接種。

此外，疫苗在接種後4～6個月左右，保護效果即可能下降，保護力不超過一年，因此建議每年均須接種1次，是全球一致性的作法。

Q8：國內目前有哪些流感疫苗？用公費的好？還是自費的好？可以指定打哪種嗎？

A8：二〇一九年政府提供的公費流感疫苗，有國光及賽諾菲2家，且二〇一九年開始，政府全面提供公費四價流感疫苗。至於自費的四價流感疫苗部分的品牌則有3種，國光、GSK跟巴斯德（4種疫苗株：2種A型、2種B型），均屬不活化疫苗，市面上不會有自費的國光四價疫苗。

公費疫苗配送採「先到貨、先鋪貨、先使用」的原則，接種疫苗的廠牌依對象採「隨機」方式安排，是沒有辦法指定廠牌。

Q9：如果真的被感染了流感，抗病毒藥劑什麼時候投藥最好？需要很長的療程嗎？

A9：在流感症狀開始後48小時內服用效果最好。所以當出現發燒、喉嚨痛、咳嗽、肌肉酸痛、頭痛等症狀時，應儘速就醫接受檢查與診斷，然後盡快服藥，並依照醫師的指示服用藥物。

通常一個療程劑量為每日投藥2次，連續投藥5日。值得注意的是，停藥後即不具預防及治療效果，因此仍有再次被感染而需服藥的可能。此外，現在針對流感也有一些比較新型的治療方式，例如瑞貝塔點滴一次性治療，及口服一次性的自費藥物紓伏效（Xofluza）治療方式，可以多跟醫師討論。

Q10：為什麼我已經吃了抗病毒藥物（克流感）還是覺得很不舒服？

A10：流感抗病毒藥劑在服用之後，是可以「減輕症狀」、「縮短病程」、「減少併發症」、「預防感染」等。畢竟它不是仙丹，吃了馬上就藥到病除，身體還是會有發炎的症狀，但是會逐漸病狀減輕。如果有病情加重的狀況，應立即回診就醫，排除病情惡化的可能性。

Q11：我服用的克流感藥物，也可以給我感染到流感的兒子吃嗎？

A11：當然不可以！

大人與小孩服用的劑量不同，不可直接給予小孩服用大人的劑量。「克流感」採口服方式，13歲以下需要依照體重來調整劑量。瑞樂沙使用於5歲（含）以上兒童以及成人，採經口吸入，不需要調整劑量。

Q12：流感疫苗接種後會有什麼副作用？

A12：注射的部位可能會出現疼痛、紅腫，少數的人會有發燒、頭痛、肌肉酸痛、噁心、皮膚搔癢、蕁麻疹、紅疹等等全身性輕微反應，通常會在發生後1～2天之內會自然恢復。如果在接種後出現持續發燒、意識或行為改變、呼吸困難、心跳加速等異常狀況，應盡速就醫。

4 奪命的流感，盛行的季節該注意什麼？

EXAMPLE

流行性感冒，簡稱「流感」，它是由流感病毒所引發的嚴重上呼吸道感染，有一定可能性會有嚴重併發症的發生，包括肺炎、腦炎、心肌炎，甚至死亡，每年在流感好發的季節裡，造成全球三百萬到五百萬名的重病案例，其中在這些重病案例裡，又有25萬到50萬名患者會因此而喪命。民眾對於奪命流感真的不能掉以輕心！

其實流感是一年四季都會發生的疾病，台灣的盛行季節大約從每年的11月開始，隔年農曆春節前後是流感的最高峰期。依據台灣疾病管制署（CDC）統計二〇一九年十月一日～二〇二〇年十月二十七日已有771例重症，造成65人死亡，而99%都是沒有接種流感疫苗的患者，其實它威脅生命可怕的程度比新冠病毒（武漢肺炎）有過之而無不及！

流感是一種由「流感病毒」所引起的急性呼吸道疾病，不少民眾常會和一般感冒混淆。流感病毒的潛伏期約半天至4天。常引起的症狀有發燒、頭痛、流鼻涕、喉嚨痛、肌肉痛、疲倦感、及咳嗽症狀。通常最先出現的症狀是畏寒，且可能合併38～39度的高燒，有些人的背部及四肢痠痛感特別明顯。

流感威脅的併發症包括病毒性肺炎、繼發細菌性肺炎、鼻竇感染，也會讓原來就有氣喘或心臟衰竭疾病的患者病況惡化，所以致死的案例多半發生在小孩、老人、慢性病患者及免疫力較差的人。

流感的傳染途徑

流感病毒通常藉由咳嗽、打噴嚏、吐痰、或是與人說話時產生的飛沫，成為傳播的途徑，尤其是近距離接觸更容易被傳染。此外，病毒也會藉由接觸到受污染的物體表面成為傳染途徑，當手去碰觸到帶有病毒的物品，再碰觸眼睛、口腔、鼻子等黏膜後，也會被傳染而罹患流感。所以會鼓勵儘量減少用手去觸摸眼睛、鼻子及嘴巴，另外也鼓勵民眾多多洗手，降低手部的細菌病毒數量。

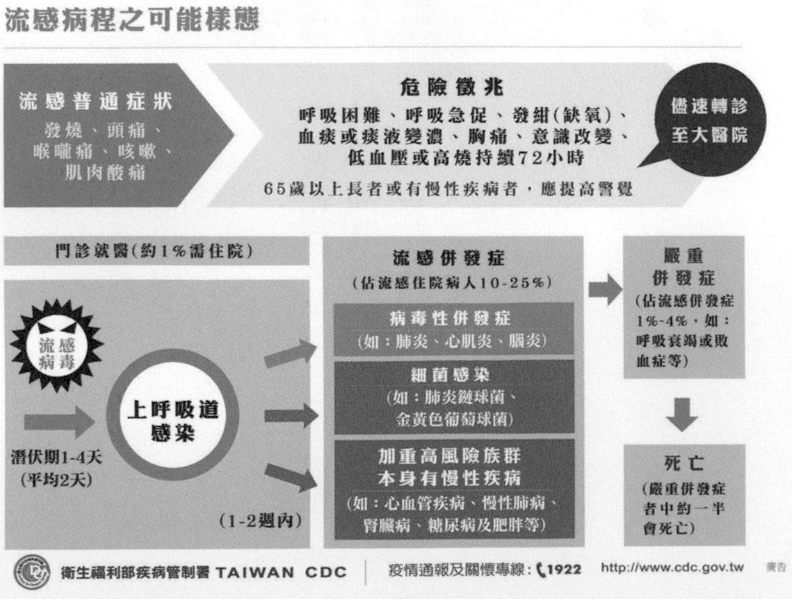

認識流感的種類

流感病毒屬於正黏液病毒科（Orthomyxoviridae），可進一步細分為A、B、C三種型別。

1. A型流感

A型流感病毒和B型流感病毒的主要差別在於「抗原變異性」。A型流感病毒的變異性大，且以人、豬、禽鳥類等動物為宿主。傳播的規模比較大，比較容易因變異而產生新的病毒株，引發社區性或全球性的大流行，以H1N1為主。

2. B型流感

B型流感病毒的抗原變異性相對較穩定，只以「人類」為宿主，因此傳播的規模也相對較小。

3. C型流感

C型流感病毒則可感染人類或豬，但引起的症狀最為輕微，也最為少見。

流感快篩見分曉，但非唯一檢測方法

受到感染的患者，無論是在發病前後都可能具有傳染性，喉嚨、痰液或鼻黏膜等檢體的病毒測試則可作為確診的依據，所以才會有市面上大家耳熟能詳的「流感快篩」，目前醫療院所只有針對A及B型流感病毒進行快速篩檢，用棉花棒取其鼻咽部黏膜的分泌物，約10～20鐘左右就可得知有沒有得到A流或B流。

然而，在此必須要給民眾一個很重要的觀念，流感快篩的準確率並非是百分之百，快篩的結果仍有可能會出現「偽陰性」，也就是其實有受到感染，但檢測結果仍顯示為未感染的陰性。

為什麼會有「偽陰性」的狀況發生呢？原因有很多，例如快篩試紙的品質有瑕疵，或者是鼻咽部分泌物裡的病毒量不足，卻太早執行快篩無法測出。或是醫師在取樣時鼻咽分泌物數量不足、快篩棉棒放得不夠深入鼻咽部而沒有採到樣本、有良好採樣但執行檢驗時的步驟有出現瑕疵⋯等等，都可能發生所謂的「偽陰性」。

因此「流感快篩」一直以來都不是診斷流感的唯一工具，主要還是需依據醫師的臨床經驗，及當下的理學檢查來作為判斷，流感快篩只是一個輔助的工具而已。

而且每年的流感季節，在公費流感抗病毒藥物提供的條件中，也沒有「流感快篩陽性」這一個條件。更是不難看出，醫療人員並非是依賴流感快篩來作為唯一判斷的工具。

如果今天是在醫院，流感快篩呈現陰性，但醫師還是高度懷疑是流感，除了直接給予抗流感病毒藥物之外，醫院尚有其他方法可選擇。可藉由聚合酶鏈式反應（PCR）來檢測病毒RNA，是比較準確的檢驗方法。

不可輕忽流感的併發症

需要留意流感的原因在於其爆發性、流行快速、散播範圍廣泛，以及併發症嚴重，尤其是細菌性及病毒性肺炎。爆發流行時，重症及死亡者多見於老年人，以及患有心、肺、腎臟、代謝性疾病、貧血或免疫功能不全者，這些族群為高風險族群，如果家中有此類型患者，應多加留意病情的變化，如有變化應即早就醫處理。

至於預防上，除了飲食均衡、作息正常、定期運動，以維持正常免疫功能及注意個人衛生之外，定期接種流感疫苗，是預防流感併發症最有效的方式之一。特別是以上所提到的高風險族群，更是應該要接受流感疫苗，以降低嚴重併發症的發生。

流感疫苗的效果如何？

根據國外文獻，流感疫苗之保護力因年齡或身體狀況不同而異，平均約可達30～80％，對健康的成年人有70～90％的保護效果。若老年人罹患流感，則疫苗可減少50～60％的嚴重性及併發症，並可減少80％之死亡率。

台灣歷年來流感疫情多自11月下旬開始升溫，於年底至翌年年初達到高峰，一般持續至農曆春節，於2、3月後趨於平緩。且接種疫苗後需一段時間產生保護力，一般來說需要兩週才會形成足夠的抗體數目，因此建議高危險及高傳播族群，應於10月流感季節開始，便儘早接種疫苗，讓整個流感季均有疫苗保護力。

此外關於孕婦跟哺乳的民眾，在利與弊分析之後，醫療專家還是認為好處大於壞處，所以流感疫苗非常建議可施打在孕婦及哺乳的媽媽身上，不過建議在施打前，可以跟耳鼻喉專科醫師或婦產科醫師再次好好討論是否建議施打。

台灣民眾其實很幸福，二〇一九年十一月開打的公費流感疫苗全面升級為四價，比過往的三價流感疫苗更多了一個B型流感的成分，可以帶給國民更加全面的流感防護。所以還是建議每年十月左右記得要施打流感疫苗，畢竟預防勝於治療！

5 這些疫苗該怎麼施打？

日本腦炎疫苗

有些人可能以為日本腦炎是很遙遠的古老傳染病，其實每年本土與境外總病例數仍有2～30例，流行季節主要在每年5～10月，病例高峰通常出現在6～7月，老年人若不慎感染，其後果很嚴重。

台灣從一九六〇年代推動日本腦炎預防接種，原本使用的是以鼠腦製程之不活化日本腦炎疫苗，不過現在已經有新的細胞培養活性減毒嵌合型疫苗。自二〇一七年五月二十二日起幼兒常規接種改採用這個新疫苗，出生滿15個月接種第1劑，間隔12個月接種第2劑。

事實上，很多疫苗的保護力並不是永久的！雖然很多成人在小時候就施打過日本腦炎疫苗，卻仍有感染日本腦炎的機會。臨床研究發現，很有可能是體內抗體的量明顯下降，甚至有不少民眾目前身上是沒有足夠抗體的。

感染日本腦炎之後有一定的死亡率，也會造成一些神經方面的後遺症。加上近年來國人旅遊常去的地方都是疫區，包括日本、韓國、中國、東南亞、甚至澳洲北部，更要格外小心。

如果擔心自己身上抗體的濃度下降（目前20歲以上的民眾，會有抗體消退的風險存在），且時常去日本、韓國、中國、東南亞的成人，基於預防防疫概念，會建議可以考慮接受疫苗的施打。

自二〇一七年五月二十二日起，衛福部正式全面採用新型的日本腦炎活性減毒疫苗，來做幼兒預防接種，而先前使用的不活化疫苗則退居二線，保留給不適合接種活性減毒疫苗者使用。

建議接種對象

❶ 滿15個月以上之幼兒及兒童。

❷ 因居住或工作場所鄰近豬舍、其他動物畜舍或病媒蚊孳生地點，而有感染日本腦炎風險之成人。

❸ 未曾接種或接種史不明者，計畫於日本腦炎流行期至流行地區（亞洲、西太平洋區域）旅遊，停留時間大於一個月（含）以上者。

麻疹疫苗

不少民眾小時候有接種過兩劑公費疫苗，但長大後從來沒有得過麻疹，即使如此，可以考慮在19歲以後補打一劑自費麻疹疫苗，可以確保體內麻疹抗體的活性，可以增加身體的抗體濃度。若確定自己從來沒有打過疫苗，也沒有得過麻疹，則是建議打兩劑，中間間隔一個月。

對象	接種建議	諮詢評估及接種地點
計畫前往有麻疹或德國麻疹疫情地區者	出生滿 6 個月至未滿 1 歲幼兒：於出國前評估接種需求，自費接種 1 劑，滿 12 個月後仍須按建議時程完成 2 劑公費接種(請參考幼兒常規接種建議)。	各衛生所(疫苗自費)
	1981 年(含)以後出生的成人，若不具麻疹或德國麻疹免疫力＊，建議自費接種 1 劑後再行前往。	1. 提供自費 MMR 疫苗接種院所 2. 衛生福利部疾病管制署旅遊醫學合約醫院「旅遊醫學門診」
工作性質會頻繁接觸外國人者	1981 年(含)以後出生的成人，若不具麻疹或德國麻疹免疫力＊，建議自費接種 1 劑。	
醫療照護工作人員	1981 年(含)以後出生的成人，若不具麻疹或德國麻疹免疫力＊，建議自費接種 1 劑 MMR 疫苗。	
照護尚未接種第 1 劑 MMR 疫苗嬰幼兒之機構工作人員		

日本腦炎疫苗比較表

不活化疫苗（二線疫苗）	活性減毒疫苗 （主流疫苗）
成人3劑 幼兒4劑	成人1劑 幼兒2劑
肌肉注射	皮下注射
氫氧化鋁佐劑 較高比例的不良反應 （注射部位紅腫痛、全身無力、發燒）	不含佐劑 較低比例的不良反應 （少數人於接種後3-7 天出現全身無力、肌痛、發燒、頭痛等）
不可施打的情況： 對疫苗之任何成分曾有嚴重過敏反應	不可施打的情況： 1.對疫苗之任何成分曾有嚴重過敏反應 2.孕婦 3.授乳母親 4.接受化學治療 5.使用≧14 天高劑量全身性皮質類固醇 6.感染HIV病毒且免疫功能缺損 7.其他免疫功能缺損等特殊狀況
	育齡婦女在接種疫苗後 4 週內宜避免懷孕

建議接種對象

1. 滿 15 個月以上之幼兒及兒童。

2. 因居住或工作場所鄰近豬舍、其他動物畜舍或病媒蚊孳生地點，而有感染日本腦炎風險之成人。

3. 未曾接種或接種史不明者，計畫於日本腦炎流行期至流行地區（亞洲、西太平洋區域）旅遊，停留時間大於一個月（含）以上者。

很多專家都建議，目前50歲以上的人可以考慮不用打麻疹疫苗，但如果真的還是很擔心自己小時候沒有得過，現在身體又沒有抗體者，超過50歲以上的民眾，仍是可以考慮直接接受施打。或者先自費檢驗身體是否有麻疹抗體，再來決定是否補打。

此外，有較高感染風險者，也建議補打一劑疫苗。包括計畫前往麻疹或德國麻疹疫區者、工作性質頻繁接觸外國人者、醫療照護工作人員、照顧尚未接種疫苗嬰幼兒之機構工作人員。

媽媽們接種疫苗更要特別注意

此外，正在懷孕中的媽媽或正準備懷孕的媽媽，是不建議施打麻疹疫苗，因為此疫苗是活菌疫苗，建議在施打疫苗之後的一個月以內，應避免懷孕。

但哺乳中的媽媽是可以打麻疹/腮腺炎/德國麻疹三和一混合疫苗

（MMR）。已經懷孕的媽媽，可以考慮生產後再補打疫苗。

到疫區遊玩，先打疫苗才安全

根據衛福部疾管署國際旅遊疫情建議等級表，日本是國人經常旅遊的地方，但同時也在流行麻疹以及德國麻疹的地區，所以經常去日本玩的民眾，會建議接種疫苗。

研究指出，打完MMR疫苗後兩週，血液中的抗體可以達到有效的保護力，所以記得在出國前兩週完成疫苗接種。

疫苗接種的普及，除了接種疫苗者本身免疫力的提升之外，也間接保護了沒有打疫苗的人，這是疫苗接種的群體免疫效果。沒有施打疫苗者仍保有健康的狀況，應該要感謝有打疫苗的其他人，對自己的健康抱著僥倖的心

除了日本以外，還有許多國家也是麻疹的疫區

麻疹

洲別	國家	行政區	等級	最新發佈日期
亞太	中國大陸、印度、印尼、日本、緬甸、菲律賓、泰國、越南		第一級:注意(Watch)	2019/05/15
亞西	喬治亞共和國、以色列、哈薩克、俄羅斯、烏克蘭		第一級:注意(Watch)	2019/05/15
非洲	剛果民主共和國、幾內亞、馬達加斯加、奈及利亞、獅子山		第一級:注意(Watch)	2019/05/15
美洲	巴西、委內瑞拉		第一級:注意(Watch)	2019/05/15
歐洲	法國、希臘、義大利、羅馬尼亞、塞爾維亞共和國、英國		第一級:注意(Watch)	2019/05/15

德國麻疹

洲別	國家	行政區	等級	最新發佈日期
亞太	日本		第一級:注意(Watch)	2018/10/25

態，並不是一件值得驕傲的事。

事實上，在歐美等國家存在著鼓吹「反對施打疫苗運動」的團體，這些反對施打疫苗團體利用社群媒體（Facebook，Twitter等）成功地說服了不少人，結果二〇一九年美國麻疹疫情創下了有史以來的高峰！

接種疫苗是一個預防疾病的方式，平時就做好準備，麻疹大流行時，也就不必太過恐慌。

肺炎鏈球菌疫苗

肺炎鏈球菌是一種革蘭氏陽性的鏈球菌，細菌表面的莢膜多醣（capsularpolysaccharide）與致病力有關，到目前為止，一共發現了90種血清型。這種病菌常潛伏在人類鼻腔內，並且可透過飛沫來傳播，一旦感冒或是免疫力降低，快速複製的肺炎鏈球菌會侵入呼吸道或血液中，而引發肺炎、菌血症、腦膜炎等嚴重病症。

其中又以5歲以下幼童及65歲以上老人為兩大高罹病率族群。因此政府有提供75歲以上，未曾接種過23價肺炎鏈球菌多醣體疫苗（PPV23）的老年人，可以接受公費肺炎鏈球菌疫苗，以減少因感染肺炎鏈球菌，導致嚴重併發症或死亡的風險。

肺炎鏈球菌高危險群

❶ 65歲以上。
❷ 糖尿病患者。
❸ 慢性阻塞性肺炎（COPD）。
❹ 癌症。

冬季是呼吸道疾病感染高峰期，其他不論年齡容易罹病高危險群的包括：

脾臟功能缺損或脾臟切除、先天或後天免疫功能不全（含括愛滋病毒感染者）、人工耳植入者、慢性腎病變、慢性心臟疾病、慢性肺臟病、糖尿病、慢性肝病與肝硬化患者、酒癮者、菸癮者、腦脊髓液滲漏者、接受免疫抑制劑或放射治療的惡性腫瘤者或器官移植者。

23價跟13價的差別

肺炎鏈球菌疫苗可以分為13價及23價兩種。數字的部分，指的是其中含有幾種血清型，13價結合型肺炎鏈球菌疫苗（PCV13）是一種不活化疫苗，內含13種血清型，適用於出生滿6週以上幼兒、青少年、成人與長者。

而23價肺炎鏈球菌多醣體疫苗（PPV23）也是一種不活化的疫苗，內含23種血清型，適用於一般成人與2歲以上兒童。不過值得注意的是，並不是23價聽起來數字比較大就比較厲害，而是兩種的作用機轉是不同的。

23價的疫苗是作用在B細胞上面，疫苗的效果大約維持5年左右，所以一般來說會建議每5年就可以考慮再打一次23價疫苗。至於13價疫苗則是作用在T細胞上面，有免疫記憶的效果，疫苗的效果可維持10年以上。

此外，23價疫苗可有效降低鼻腔帶菌率，避免交叉感染，目前也在全球各地，包含美國、英國、德國、法國等國家都證實，能有效降低肺炎鏈球菌感染症的發生率及死亡率。

民眾該如何選擇疫苗？

衛生福利部疾病管制署對於65歲以上長者，以及50歲以上有慢性腎臟病、糖尿病、癌症患者等高危險群，提出最新肺炎鏈球菌預防接種建議。由於新型13價結合型疫苗具有免疫記憶、保護效力較長的特點，因此建議首次接種的民眾可選擇自費施打13價結合型疫苗，補強保護力。

若之前已經打過23價疫苗的民眾，間隔一年後也應儘快補接種一劑新型13價疫苗。更詳細的施打注意事項及相關的疫苗問題，建議民眾與醫師討論，因為隨著年紀的不同、之前是否施打過13或23價肺炎鏈球菌疫苗？施打的建議也會有所不同。

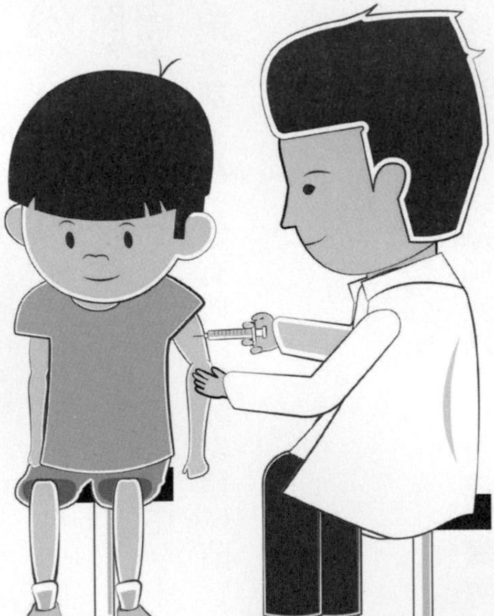

6 咳之色變的武漢肺炎（二〇一九新型冠狀病毒）

EXAMPLE

二〇二〇年的農曆春節假期是一個令全球華人永生難忘的一年，外出旅遊走春的人減少許多，幾乎人人都窩在家裡不太敢出門。若是出門就是去掃貨搶口罩！後來許多民生醫療物資也跟著缺貨了，搶酒精、搶消毒水，接下來全世界變得非常不平靜！有些人去大陸探親卻回不了台灣，有些人只是搭遊輪去體驗海上風光，一夜之間變海上人球，這都是因為「新型冠狀病毒」阻礙了他們回家的路。

二〇一九武漢肺炎的疫情（後來世界衛生組織正式命名新型冠狀病毒疾病為COVID-19），最初被認為在中華人民共和國湖北省武漢市江漢區華南海鮮市場爆發，隨後發現首宗及初期個案並非全部在此，也因此新型冠狀病毒的傳染來源到目前尚未找到。

此外，現階段傳播途徑及擴散程度也尚不明確，大部分的人類冠狀病毒，是以直接接觸帶有病毒的分泌物或飛沫傳染為主。有部分動物的冠狀病毒會讓動物出現腹瀉症狀，可以在糞便當中找到病毒，可能藉此造成病毒傳播。所以目前推斷飛沫接觸和氣溶膠的方式都可能會造成「新型冠狀病毒」的傳染。

此疾病一開始，被中國指出並不會人傳人，但這句話很快就被推翻，因為有不少中國的醫護人員及第一位發現武漢肺炎的眼科醫師陳文亮（吹哨者）都直接指出是會人傳人，且疫情的擴張速度及傳遞方式，更確定是人傳人的現象。

此病毒感染時的臨床表現相當多樣化，不一定會發燒，所以很容易被疏忽。

關於傳染力的部分，專家認為每一個感染者平均把病毒傳染給2到3個人，這意味著病毒如果沒有受到好的疫苗或藥物控制，可無限傳染擴大，這真的是相當令人感到可怕的現象。

截至二〇二〇年三月中旬為止，中國大陸已確診超過八萬人、有三千多人死亡；全球累計確診超過十一萬人，死亡約四千多人。

什麼是冠狀病毒？

冠狀病毒（CoV）為一群有外套膜之RNA病毒，外表為圓形，在電子顯微鏡下可看到類似皇冠的突起因此得名。之前大家耳熟能詳的MERS、SARS和二〇一九年最新發現的新型冠狀病毒COVID-19都屬冠狀病毒。

感染的人會有哪些症狀呢？跟SARS一樣嚴重嗎？

人類感染冠狀病毒以呼吸道症狀為主，包括鼻塞、流鼻水、咳嗽、發燒等，一般上呼吸道感染症狀。另外也有少部分民眾會出現較嚴重的呼吸道疾病，如肺炎等。一般人類感染冠狀病毒以發生在5歲以下兒童為主，但也有成年人與老年人罹患肺炎的報告。成年人或老人感染冠狀病毒之後，可能會讓原本的慢性阻塞性肺病的病情加重。

一般的人類冠狀病毒感染偶有死亡個案，但比例甚低。不過MERS與SARS的臨床表現，則比一般人類冠狀病毒嚴重許多，相信大家對於二〇〇三年的SARS並不陌生，當時SARS的個案有兩成需要進加護病房治療，致死率約一成。

而目前的二〇一九新型冠狀病毒臨床表現比SARS或MERS來得多樣，常見的為發燒、上呼吸道咳嗽、喘等症狀。但也有許多輕症感染，甚至無明顯症狀的感染者出現。

世界衛生組織發布的這份名為「世衛－中國二〇二〇年冠狀病毒疾病聯合專家組考察報告」，有關新冠病毒的特點，它是一種新的病原體（pathogen），症狀並非是特定的，從無症狀嚴到嚴重肺炎和死亡。發現患者14個典型跡象和症狀，包括：發燒（87.9％）、乾咳（67.7％）、疲勞（38.1％）、有痰（33.4％）、呼吸急促（18.6％）、肌肉或關節痛（14.8％）、喉嚨痛（13.9％）、頭痛（13.6％）、發冷（11.4％）、噁心或嘔吐（5％）、鼻塞（4.8％）、腹瀉（3.7％）、咳血（0.9％）、結膜充血（0.8％）。

哪些人是高風險族群呢？

目前這支病毒尚未獲得完整的研究，現在科學家仍然不清楚哪些人群最易被感染、感染後出現嚴重和威脅生命症狀的風險最大。科學家也不清楚，擁有哪些特性的人比較不易受感染。

不過有個特點值得注意：迄今確診的數萬病例中，嬰兒和兒童病例很少。

以台灣為例，二〇二〇年二月十三日統計的18位受感染者，也確實都落於20～70歲，並沒有出現嬰兒及幼童感染的案例，在截稿為止，目前台灣出現最小的感染案例為11歲，但在南韓已有出生才45天年紀最小的感染者。但是專家們目前仍然不清楚這是為什麼，也許可以從嬰兒及兒童中找出未來疫苗的曙光。

感染的人該如何治療？

目前所有的冠狀病毒並無特定推薦的治療方式，也就是說並沒有特效藥，多為採用支持性療法，控制改善症狀，然後依賴免疫力來戰勝病毒。SARS 流行期間曾有許多抗病毒藥物被使用來治療病患，但其效果均未被確認。目前對於 COVID-19 也尚無明確的治療藥物可以使用。

沒有特效藥物可以治療？那有疫苗嗎？

沒有。科學家正在努力研發疫苗，預計二〇二〇年底前可開始人體實驗，研發疫苗是為了防範未來。許多醫院已經在試用現有的抗病毒藥物，不過現在的治療主要還是為患者緩解症狀、維持生命跡象，包括輸氧、輸液、使用呼吸機等，讓患者保持休息、攝取足夠的營養和水，直到自身恢復足夠的免疫力，擊敗病毒進而康復。

沒有疫苗！那民眾該如何預防感染？

目前未有疫苗可用來預防冠狀病毒感染。建議的預防措施與其他呼吸道感染相同，包括勤洗手、妥善處理口鼻分泌物等等。冠狀病毒可知可以感染人類的有7種，但唯有SARS、MERS，與此次的二〇一九新型冠狀病毒會造成人體較嚴重的症狀與傷害。

一般的感冒也是上呼吸道遭受病毒感染，所以防治之法就是避免病毒透過黏膜侵入到我們人體。首要必定要戴口罩防止飛沫傳染，避免吃生肉、生雞蛋，並且要勤洗手，避免手部沾染到物體上的病毒再透過眼睛、鼻子與口腔而感染人體。另外，最重要的還是必須提升自己的免疫力，內外兼修才可以安然度過這次的疾病危機。

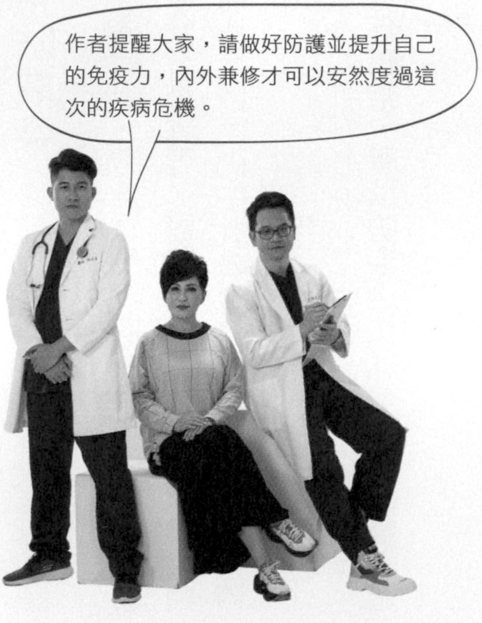
作者提醒大家，請做好防護並提升自己的免疫力，內外兼修才可以安然度過這次的疾病危機。

外在防護要做好

❶ 出入公共場所務必戴可防病毒的口罩（一般民眾正確配戴外科口罩即可，醫護高風險人員才需要使用N95口罩）。

❷ 勤洗手。有研究指出，勤洗手的效果更是優於口罩。如果正確洗手，可

以把握「內、外、夾、弓、大、立、腕」的七字口訣。

❸ 減少進入人潮密集度高的場所。

❹ 如有身體不適，請適當地居家休息與自我隔離。

❺ 儘早就醫，避免病情延誤。（針對 COVID-19 部分，如果有短時間 14 天從中港澳返台者，建議撥打 1922 由防疫中心安排就診）。

❻ 使用75％的酒精或漂白水稀釋方法來消毒手部及環境。

非常時期如何提升免疫力

❶ 睡眠充足，每天至少睡6小時。

❷ 補充具有營養的食物與保健食品，例如優質蛋白質、深海魚油、維生素A、B、C、D、鐵、益生菌、多醣體、兒茶素、雞精等等，來增加身體的防禦力與免疫力，避免因為抵抗力下降而遭受感染。

❸ 避免身體寒冷，因體溫低會使免疫力下降。

❹減緩生活壓力，壓力和免疫力已經證實密切相關。

❺考慮接受流感疫苗的注射，降低多重病毒感染的風險，也可降低因為得流感而抵抗力下降。

❻考慮接受肺炎鏈球菌疫苗的注射（也是為了降低多重病毒細菌感染的風險）。

最後提醒大家，過年期間爆出COVID-19的疫情，搞得全國民眾人心惶惶，國內更是上演了搶口罩的不良風氣。後來政府只好祭出「口罩管控」，透過實名制的方式，讓全國人民憑著健

保卡到全國的健保藥局領取定量的口罩。

大家有良好的防疫概念及措施雖然是好事，但切莫囤積醫療物資，而導致國內醫護人員沒有足夠的武器可以去對抗疾病。切莫本末導致，如果醫護人員被病毒擊垮了，醫療崩盤，到時候就沒有足夠的醫療能量來協助染病的民眾，不是嗎？

外在的基本防護很重要，但也別忘了好好加強內在的免疫抵抗力，這才是自保的首要關鍵。養好抵抗力、勤洗手、適當消毒環境、適時地配戴口罩、不囤積過多的醫療資源，旅遊接觸史且有症狀時請主動聯絡 1922 取得治療的窗口。

如被列為觀察名單，請乖乖在家自我觀察隔離，切莫到處亂跑，讓我們一起戰勝冠狀病毒。

7 小心別被蚊子叮咬，日本腦炎會要了你的命！

EXAMPLE

10多年前在北部地區桃竹苗鄉下，人畜雜居、環境衛生較差的地方，流行著一種可怕的傳染病，住在這裡的小孩子被蚊子叮咬之後，過了幾天竟然開始發高燒了，吃了一般的感冒藥都沒有改善，到城裡診所的醫生也看不好，一再地嘔吐、抽搐，漸漸地連神智也變得昏迷不清，就這樣過了5、6天，一條小命就斷送了，而這可怕的殺人兇手就是——日本腦炎。

日本腦炎是一種危險性較高的傳染病，二〇一八年時更是來到了10年來的同期最高。夏天日本腦炎猖獗，雖然患者不算多（二〇一二年到二〇一七年間，台灣每年確診12～26例），後遺症可不小，不得不小心。

蚊子是日本腦炎傳染的媒介

日本腦炎是由病毒感染所引起的，而蚊子為傳染媒介。病毒的宿主為豬、鳥類，傳染途徑為「病媒蚊」叮咬帶病毒的動物後再叮咬人類。日本腦炎病毒不是經由唾液或食物等傳染，目前沒有人傳人的案例，只有被蚊子叮咬才有可能感染。因此，和病人接觸並不會直接被傳染。

日本腦炎最早是在日本被發現，疾病盛行於亞洲地區，流行季節主要在每年的5至10月，病例高峰出現於6至7月。台灣傳播日本腦炎的病媒蚊以「三斑家蚊」為主，病媒蚊最活躍的時間一般在黃昏到清晨這段時間。

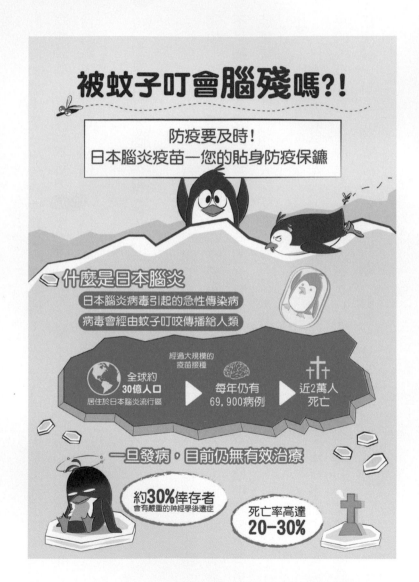

被蚊子叮會腦殘嗎?!
防疫要及時！
日本腦炎疫苗—您的貼身防疫保鑣
什麼是日本腦炎
日本腦炎病毒引起的急性傳染病
病毒會經由蚊子叮咬傳播給人類
經過大規模的
疫苗接種
全球約
30億人口
居住於日本腦炎流行區
每年仍有
69,900病例
近2萬人
死亡
一旦發病，目前仍無有效治療
約30%倖存者
會有嚴重的神經學後遺症
死亡率高達
20–30%

日本腦炎的症狀

被病毒感染的人通常沒有明顯的症狀，頂多只有發燒及頭痛等輕微的病徵，一開始的表現很容易跟感冒搞混，不容易區分。但病情嚴重者則會在短時間內發病，並會出現頭痛、發高燒、頸部僵硬、神志不清、昏迷、震顫、抽搐（尤其是兒童）及癱瘓等徵狀。

被病媒蚊叮咬到出現症狀，潛伏期通常為5至15天。因此若先前曾經至疫區出差、旅遊，返國後出現身體不適症狀，如發燒、頭痛，應儘速求醫並將行程內容告知醫生。

可怕的致死率與併發症

被感染日本腦炎的患者，有九成以上是不會有明顯的症狀，但卻被衛福部認定為法定傳染病，主要原因就是腦部遭受到傷害，並可能留下嚴重後遺症。

感染日本腦炎的致死率約20%至30%。存活病例中，約30%至50%有神經性或精神性後遺症，例如智力受損、語言障礙、脾氣暴躁等。可以說是一個後遺症很大的疾病，所以醫學專家們都著重於透過預防的方式，來降低感染而產生的後遺症。

預防感染日本腦炎的方法

「接種日本腦炎疫苗」是最直接且有效的預防方法。若準備前往日本腦炎流行的地區，可在出發前一個月先接受疫苗的注射。

此外，室內可採取的防蚊措施，像是關緊紗門、紗窗、使用蚊帳等等，更要避免居家環境積水，並妥善清理垃圾廚餘，避免蚊蟲孳生。進行戶外活動時，應穿著淺色長袖衣褲，並且選用衛生福利部核可的防蚊藥劑。

日本腦炎流行高峰期
防蚊措施、接種疫苗不可少

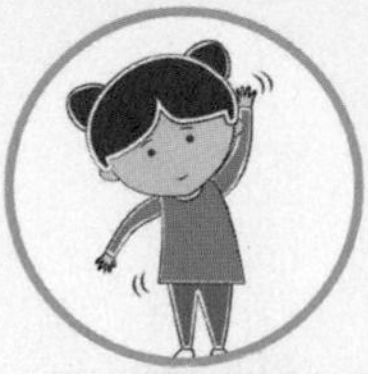

至戶外穿著淺色長袖長褲。

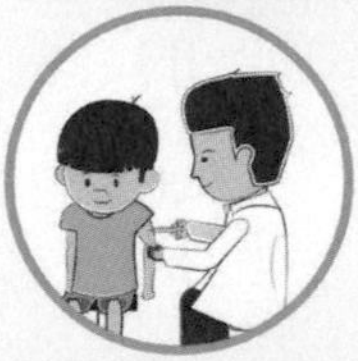

接種日本腦炎疫苗。

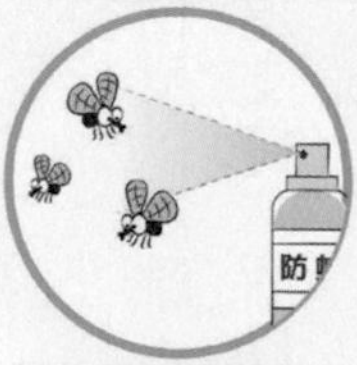

使用衛福部核可之防蚊藥劑。

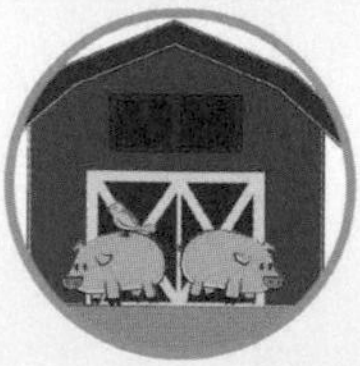

遠離豬舍、雞舍、水田。

感染後的治療照護

目前感染日本腦炎，是沒有特效的抗病毒藥物可以治療，感染發病後只能採取支持性療法，如退燒、點滴輸液補充、呼吸道支持，所以最好的辦法就是「預防勝於治療」。

目前的成年人族群中，多數人小時候有接受過疫苗施打，但經過了15～20年，身體的抗體濃度可能會下降而不足，時常前往日本腦炎疫區的民眾，可以考慮接受自費一劑日本腦炎疫苗的施打。

8 會走路的肺炎?! 可怕的黴漿菌感染

EXAMPLE

7歲的蘇小妹正要開心地當個小一學生，卻因開學沒多久就出現輕微的發燒、咳嗽長達3個星期左右的時間。老師擔心蘇小妹會傳染給其他同學，不斷請家長帶回。起初蘇媽媽覺得孩子只是感冒，就帶她去家附近診所就醫，醫師診斷認為是支氣管炎，但吃了近半個月的藥也不見症狀好轉，最後只好帶到醫院仔細檢查，才知道孩子被「黴漿菌感染」了。後來蘇小妹透過經驗性抗生素進行治療，症狀才逐漸改善。

肺炎和黴漿菌肺炎，感染症狀不大一樣

被「黴漿菌」感染的肺炎，經常會被誤診為一般的肺炎。典型肺炎是指，下呼吸道包括氣管、支氣管、肺臟被細菌或病毒感染，所引起肺部發炎的反應。常見的症狀包含咳嗽、濃痰、發燒、呼吸喘，嚴重者會造成敗血症，甚至呼吸衰竭。

黴漿菌會引起非細菌性肺炎（nonbacterial pneumonia），也稱為非典型肺炎，仔細發現它和一般的肺炎不大一樣，若沒有透過實驗室檢查，很容易被誤判。它除了會有呼吸道的症狀之外，身體其他部位也會出現不舒服的症狀，包括頭痛、喉嚨痛、全身無力、發燒、咳嗽、噁心嘔吐等，症狀會持續1～3週以上，少數感染黴漿菌的小孩甚至會覺得關節痠痛。

約3/4黴漿菌肺炎的患者，在聽診時會有呼吸音異常，另外有少部分患者，

雖然聽診是正常的，但胸部X光卻異常。胸部X光的變化並沒有一定的表現，而且有時候和臨床症狀不相吻合。

黴漿菌不是黴菌，是微生物

黴漿菌肺炎是由「黴漿菌」感染所致，它不是黴菌，而是一種沒有細胞壁的微生物。早期發現於氣管內的上皮，懷疑可能是引起肺炎的一種病原菌，又稱為「類胸膜肺炎微生物」，它可以透過飛沫或鼻腔分泌物而傳染，對人體呼吸道造成破壞。

肺炎黴漿菌的潛伏期長，剛開始可能會有像流行性感冒的症狀出現，但與感冒最明顯的差異就是，肺炎黴漿菌會造成長期且不斷的咳嗽及反覆發燒，最後可能導致中耳炎或其他器官的病變，甚至造成所謂的非典型肺炎。

季節交替時，最容易被傳染

黴漿菌肺炎一年四季都可見到，整年都有可能受到黴漿菌感染，它會藉由飛沫傳染和鼻腔分泌物經由親密接觸傳染。盛行率約4%～35%，其中又以秋冬或冬春季節交替之際最為明顯。

侵犯的年紀多為3歲以上的孩童及年輕成年人，5到25歲為主要感染年齡層，2歲以下的嬰幼兒病例數較少，但1歲以下的嬰兒也可以見到。

一般來說在統計上，1歲以內的寶寶，已有30%受過其感染而產生抗體。5歲時，已有2/3的幼兒有抗體，成人則幾乎全部都有抗體。每年約有10%左右的兒童會受到感染，尤其以學齡的孩童最多。

近年發現，嬰幼兒與老年人的感染比例有增加的趨勢，尤其在團體中更容易感染，學校、托兒所甚至家裡很容易因為人口較集中或親密接觸，而造成「一人得病，多人感染」的情況。對於抵抗力較差的人，甚至會造成重複感染的情況。

黴漿菌感染最常見於學齡兒童（5歲以上）、年輕族群（中學生/大專生/大學生/住宿舍或軍營，特別易群聚感染的環境）、家庭成員感冒彼此互相傳染等。若有類似這樣的病史或接觸史，就醫時告訴醫護人員，對提早診斷是否為黴漿菌感染是有相當大的幫助。

再次感染的機率高

黴漿菌肺炎是一種世界性、無季節性、感染率高的疾病，由於黴漿菌抗體是沒有終生的保護效果，因此會再次被感染的機率是很高的。而兒童2至5歲時常已擁有抗黴漿菌的抗體，疾病出現大多是在5至15歲時，所以會再次被感染肺炎黴漿菌的機率很大。

有很可能是早先已受感染的宿主引起免疫反應，包括了肺炎披衣菌、鸚鵡熱披衣菌、退伍軍人病菌與各種病毒，因此肺炎黴漿菌再感染的頻率相當高，也常常引起第二次肺炎。

黴漿菌感染的症狀

患者最初出現頭痛、發燒、喉嚨痛、全身無力等的症狀，2到5天後咳嗽跟著來。剛開始大多沒什麼痰，後來才出現白色黏痰或帶有血絲的膿痰，可以持續到3、4週。有時甚至引起肺積水，有可能同時會出現的症狀還有寒顫、咽喉炎、耳痛、嘔吐、腹痛、結膜炎、皮膚疹等等。

值得注意的是兒童比大人更容易會發高燒，但是一般流鼻水現象並不常見。病童出現頓音型咳嗽，較一般感冒咳嗽聲來得重，持續時間長達一個月。年紀小的孩子多以肺炎表現，20%會出現肺積水的現象，大一點的孩子則以氣管炎表現，不斷喘咳、或有或無發燒。極少數病例會因黴漿菌跑至腦部或心臟，造成無菌性腦炎、腦膜炎或心肌發炎。

大部分情況下，黴漿菌感染的症狀相對於一般的肺炎還要輕微，可是令人困擾的咳嗽症狀可能持續數週之久。因此黴漿菌感染被歸類於「非典型肺炎」，也因為大部分黴漿菌感染症狀沒有嚴重到需要住院，而被稱作「會走路的肺炎」。

黴漿菌感染的治療方法

黴漿菌肺炎的治療可使用紅黴素或四環黴素10到14天，大部分的病人在治療後症狀會很快的改善。但四環黴素可能會傷害到正在發育中的骨骼與牙齒，所以8歲以下的兒童並不適用。

大約有20％的病患使用紅黴素，會出現腹痛、嘔吐、腹瀉等腸胃道的副作用。另外紅黴素和一些藥物，如氣喘病患使用的嘌呤類藥物，以及抗癲癇藥物會產生交互作用，使用時要特別小心。

新一類的紅黴素抗生素，如日舒（Azithromycin）抗生素等，腸胃副作用就減少很多，而且其組織中的半衰期特別長，一天只需要口服一次，一個療程3到5天即可，是一個很好的替代藥物。

對持續發燒、久咳數週的病人，就可以考慮使用日舒（Azithromycin）來治療，一般療程只要3天到5天，治療成功率大約有九成以上。日舒抗生素在醫院開立是有健保給付，但診所部分基本上都沒有健保給付，可能需要自費。

日舒抗生素有藥錠以及藥水的劑型，對小朋友服藥也還算方便。其他抗生素選擇還有紅黴素（Erythromycin）、克拉黴素（clarithromycin）等藥物，只是療程相對較長、腸胃不適的副作用也稍微多一點。

大多數黴漿菌感染的病例預後良好，少數病例會因黴漿菌感染引起無菌性腦炎、腦膜炎、脊髓炎、溶血、關節炎或心肌發炎。而這些併發症只需好好治療，大多也可以恢復正常，不過仍有極少數病例會因侵犯腦部，而留下永久的後遺症。

黴漿菌肺炎尚無疫苗治療

黴漿菌肺炎病患排菌時間可長達3、4個月之久，經常會造成學校、家庭及社區內的群體感染。目

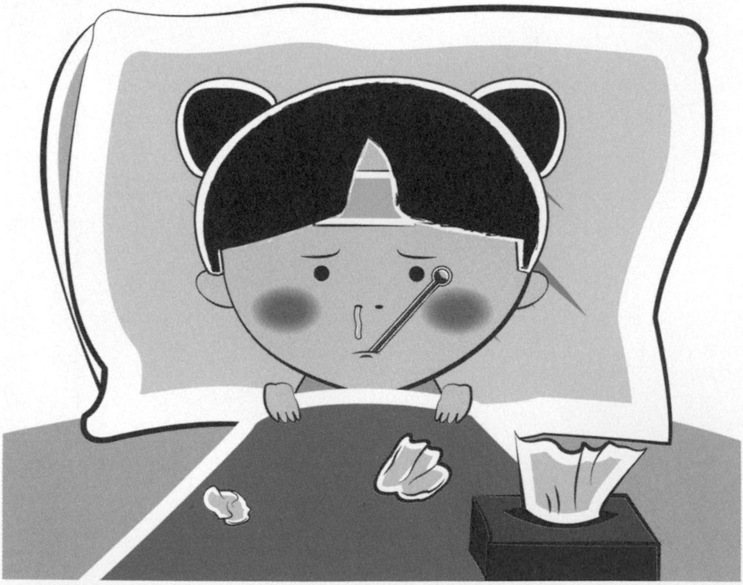

前並沒有疫苗，感染之後也沒有終生免疫。如果發現孩子出現咳嗽、發燒久久不癒，應儘早就醫檢查並徹底治療，以免延誤病情。常洗手、帶口罩、流行期減少出入公共場所，仍是預防黴漿菌感染的有效方法。

9 傳染力非常高，大人也會中獎的腸病毒

EXAMPLE

50多歲身材壯碩的陳先生，因為半夜嚴重喉嚨痛跑到醫院掛急診，
經過醫師初步處理之後，隔天不僅症狀沒有好轉，
喉嚨反而更紅腫、不舒服，同時出現發燒的情形。
陳先生再到耳鼻喉科看診，醫師當下反射性地檢查，
發現他的手掌與腳掌長了不少小紅疹，還有一些小水泡與潰瘍，
醫師告訴他是感染到「腸病毒」！
他很納悶，這不是小朋友才會得的手足口病，怎麼大人也會得？

腸病毒不是小朋友的專利，大人也會被感染

時常看到小朋友，因感染腸病毒而停課或是死亡的案例。其實腸病毒感染並不是幼兒的專利，大人也會得腸病毒，只是症狀大多比較輕微，也因此民眾常會和感冒與流感或其它病毒感染疾病相互重疊，容易搞混。

腸病毒其實是一群病毒的總稱（就像狗有分柴犬、貴賓狗、拉布拉多犬等），每一型的腸病毒感染後的臨床症狀也不完全一樣，其中最惡名昭彰的是「腸病毒71型」。它最容易引起神經系統的併發症，也因為腸病毒有太多型別了，即使曾經被腸病毒感染過，未來還是有可能會再被感染的。

腸病毒的種類

腸病毒感染為幼兒常見的疾病，腸病毒指的是一群病毒，包含小兒麻痺病

毒、克沙奇病毒、伊科病毒及腸病毒…等等。每一個種類還可再分為多種型別，總共有數十種以上，其中以感染腸病毒71型最容易導致嚴重的併發症。小兒麻痺病毒因疫苗的施打關係，在台灣發生的機率偏低，但近年來仍有感染的案例發生，而其他種類的腸病毒，就有可能輪流發生。

此外，5歲以下的幼兒和新生兒為腸病毒重症的高危險群，更要小心留意病情的變化。由於台灣氣候溫暖潮濕，而腸病毒又適合在濕、熱的環境下生存與傳播，因此以夏季4月到秋季9月為主要流行期。但其實全年都有腸病毒感染的個案，冬天也會有腸病毒病例，只是比較少而已。

腸病毒的傳播方式與途徑

腸病毒又稱為「手足口病」，具有非常強的傳染性，也正因為如此，在學校及公眾場合容易發生群聚傳染的狀況。主要經由腸胃道（糞、口、水或食物污染）或呼吸道（飛沫、咳嗽或打噴嚏）傳染，也可經由接觸病患皮膚上的水泡及分泌物而傳染。

家中嬰幼兒也可能因父母或照顧者，從戶外環境或公共場所將病毒帶回家中，經由上面所提到的接觸或飛沫而感染。因為大人症狀比較輕微，所以嬰幼兒也可能因為接觸到無症狀但帶有病毒之家長的口鼻分泌物而感染。

腸病毒的感染途徑

❶腸胃道傳染（如糞口、被污染的食物）。
❷呼吸道傳染（如打噴嚏或咳嗽）。
❸接觸患者的皮膚水泡裡的液體。
❹新生兒可能會透過胎盤、孕婦分娩的過程中感染腸病毒。

感染腸病毒的症狀

5歲以下的幼兒為重症的高危險群，要特別小心留意病情的變化。幼兒感染腸病毒後的5天內，家長與其他照顧者要注意，若出現嗜睡、意識不清、活力不佳、手腳無力、肌躍型抽搐（無故驚嚇或突然間全身肌肉收縮）、持續嘔吐、呼吸急促、或心跳加快等腸病毒重症前兆，請務必立即送到大醫院接受檢查與治療。

在發病前幾天，喉嚨部位與糞便就可發現病毒，此時即具有傳染力，發病後一週內傳染力最

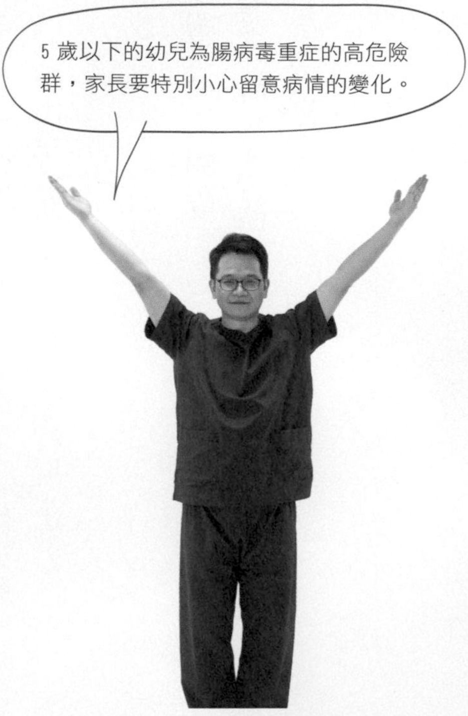
5 歲以下的幼兒為腸病毒重症的高危險群，家長要特別小心留意病情的變化。

強。而患者可持續經由腸道釋出病毒，時間長達8到12週之久。感染腸病毒後約2到10天（平均約3到5天）開始出現症狀，可以在喉嚨發現水泡。

腸病毒常見的症狀

❶ 輕度發燒，通常體溫不超過攝氏38度。
❷ 咽峽部（口腔與喉嚨的交界處）或舌頭會出現水泡或潰瘍。
❸ 四肢及臀部皮膚也會有小水泡產生。
❹ 食慾不振。
❺ 吞嚥困難。
❻ 嘔吐。
❼ 喉嚨痛。
❽ 腹痛。

治療腸病毒沒有特效藥

腸病毒感染後沒有特效藥，以「症狀治療」為主。醫師通常會開立 acetaminophen（普拿疼）及 NSAID 藥物（非類固醇消炎止痛藥，如 ibuprofen），來緩解發燒、口腔疼痛及喉嚨的症狀。

根據衛生福利部疾病管制署統計指出，每一千名 5 歲以內的腸病毒患者，約有 1～2 名會有嚴重併發症的風險。一旦出現嚴重的併發症，腸病毒的死亡率可高達 33.3％！雖然腸病毒的傳染力極強，但仍可透過簡單的衛生保健動作，來有效降低感染的機會。

即使康復仍具有傳染力，務必小心

感染腸病毒後，潛伏期約2到10天會開始出現症狀。在發病的前幾天，喉嚨與糞便中就含有病毒，並具有傳染性。一般而言，在發病後的一週內，傳染力最高。

罹患腸病毒的患者大多數可以在一週左右痊癒，不過痊癒後，腸病毒仍然還會持續經由糞便排出經消化道釋出病毒，時間可長達8～12週，這時病毒仍具有傳染力，所以一定要持續勤洗手，注意個人衛生。

腸病毒的預防方法

❶ 勤洗手，養成良好的個人衛生習慣。

❷ 均衡飲食、適度運動及充足睡眠，以提升免疫力。

❸生病時，應儘速就醫，請假在家多休息，避免傳染給別人。
❹注意居家及校園等環境的衛生清潔及通風。
❺流行季節，避免出入人潮擁擠、空氣不流通的公共場所。
❻新生兒可多餵食母乳，以提高抵抗力。
❼兒童玩具（尤其是帶毛玩具）應經常清洗、消毒。
❽幼童的照顧者或接觸者應特別注意個人衛生，回家後應立即洗手、更衣，沐浴尤佳。

出現腸病毒重症前兆病徵立即就醫

多數人感染後無症狀或症狀輕微，常見症狀有手足口症、疱疹性咽峽炎等，約7~10天即能痊癒，若出現以下症狀，請盡速轉送大醫院治療

呼吸急促或心跳加快 | 嗜睡 | 肌躍型抽搐 | 持續嘔吐

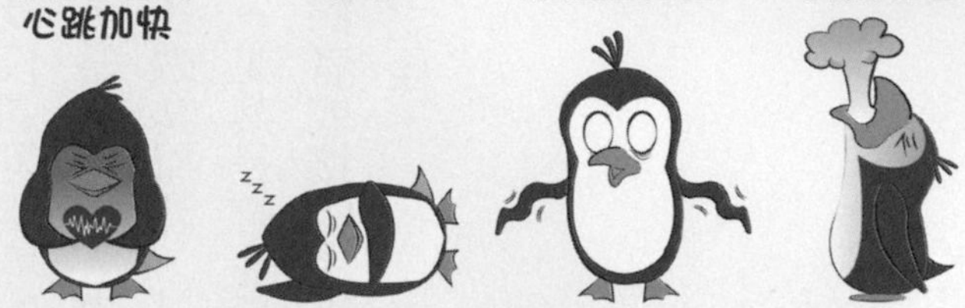

腸病毒病兒 居家護理6要訣

多補充水分，果汁湯汁亦可

舒適的環境，別讓孩子太冷或太熱

吃冰涼食物，減少口腔潰瘍的疼痛

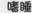

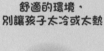

在家休息與隔離 不出入公共場所及上學

留心觀察病情 小心重症前兆病徵

注意衛生 小心處理排泄物

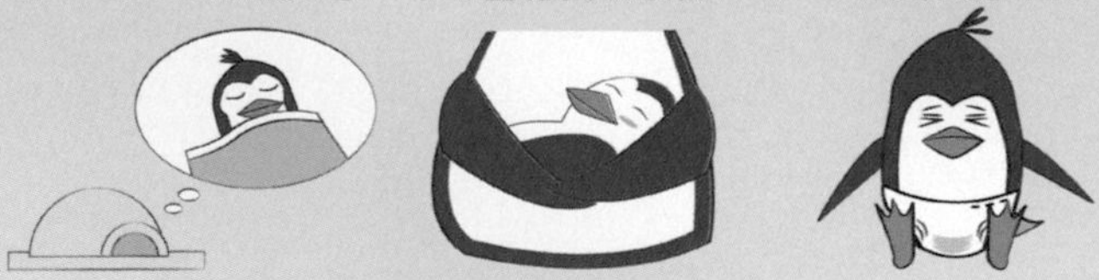

Chapter 4

有關感冒與流感的問題

Chapter 5

有關過敏的疾病

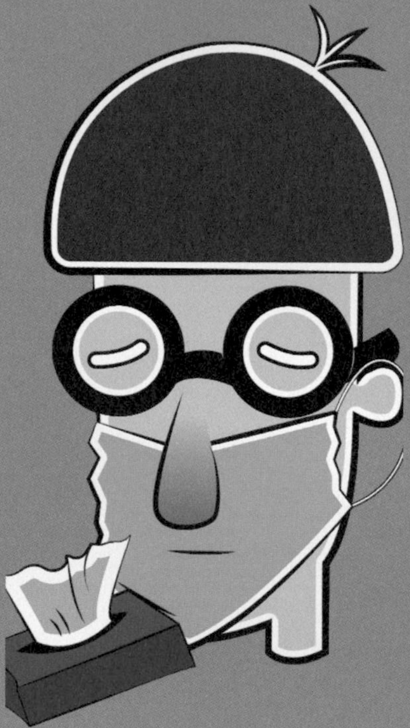

1 我到底是感冒了？還是過敏？

EXAMPLE

上大三的21歲阿沛，趁中秋節時去參加同學舉辦的的聯誼烤肉派對，
隔天覺得整個人不服舒，不但眼睛發癢，還不停地狂流眼淚，
鼻子也開始流鼻水、鼻塞不通，整天手裡拿著一大包的衛生紙在擤鼻涕。
起初阿沛以為只是感冒而已，
結果吃了一個月的感冒藥還不見這些症狀好轉，
又濃又稠的鼻涕讓他鼻塞得厲害，時不時還被鼻水倒流嗆到咳個不停，

搞得他每天頭昏腦脹，根本無法專心上課，
阿沛被這些症狀折騰到受不了去就醫，診斷後才知道自己得的不是感冒，
而是過敏性鼻炎！

感冒和過敏致病的原因大不同

明明一樣都有鼻塞、流鼻水、打噴嚏、咳嗽的症狀，但在診斷結果上卻是南轅北轍。「感冒」和「過敏性鼻炎」的界線一直是讓許多民眾分不清楚，究竟這兩種疾病該怎麼區分呢？

一般人指的「感冒」是上呼吸道病毒感染的泛稱，整個上呼吸道都有可能會有症狀。患者在染病初期，鼻子組織會發炎、充血、表皮細胞脫落，因此出

現鼻塞、打噴嚏、鼻子有腫脹感，甚至會頭暈、頭痛、頭昏腦脹、咳嗽、發燒等等。但是隨著身體的免疫反應發生作用，病毒量逐漸減少，大多的患者會在染病5到7天後，就會自然復原。

「過敏性鼻炎」則是因為接觸過敏原刺激所導致的鼻子發炎，最典型的症狀就是鼻子癢、打噴嚏、流鼻水等等。因為鼻子的組織液滲漏，導致鼻腔腫脹而造成鼻塞。就症狀看起來，確實和感冒很像，但更多的時候，過敏性鼻炎和感冒，是同時存在患者身上的，但過敏的病況變化很多，要仔細辨別才可能分清楚。

一般來說，喉嚨痛是感冒常見現象，而過敏性鼻炎則是幾乎沒有，另外鼻子痛在感冒患者中常見，但過敏性鼻炎咳嗽與鼻子痛則是幾乎沒有。當然，如果弄了老半天還是分不清楚，那還是儘快就診，交給專業的耳鼻喉科醫師來幫忙診斷與治療。

小小蛛絲馬跡，都有助於醫師判斷病情

就醫前建議可以先仔細回想，症狀是不是變得愈來愈嚴重？或者最近有沒有特殊的環境改變？例如家中是否正在裝潢、灰塵遍佈？或者是否曾接觸過貓、狗？或者家中是否有人感冒…等等，這些都有可能導致過敏的症狀加劇。

另一個過敏性鼻炎和感冒的不同點是，過敏性鼻炎的鼻黏膜看起來會較為蒼白。而因病毒感染所引起的感冒，鼻腔會出現「發炎」反應，鼻腔會紅、腫、熱、痛，這些蛛絲馬跡都可以成為就醫時，醫師判斷病情的依據。

感冒和過敏發病過程的差別

感冒會發生的症狀包括發燒、喉嚨痛、咳嗽、鼻塞，幾天後可能會轉成黃鼻涕，甚至合併一些腸胃的症狀。病程通常5到7天，最多10天就會結束，較少數的人會超過10天以上。小朋友則比大人容易併發細菌性感染，例如中耳炎，

病程就有可能會超過10天。

至於過敏是一種保護機制，是人體抵禦外來異物的一種功能，不見得是壞事，但過度反應的時候，就會造成困擾。在台灣最常見的過敏疾病包括：過敏性鼻炎、氣喘、過敏性結膜炎、異位性皮膚炎。因此若咳嗽症狀持續很久，持續的時間超過一般感冒的5到7天，就比較可能會是因為過敏所引起的症狀。

感冒和過敏治療方式大不同

由於感冒是急性的發炎症狀，來得快、去得也快，大多數的患者會在5到7天逐漸恢復健康，因此大多給予症狀的治療。例如咳嗽給止咳藥，喉嚨痛給止痛消炎藥，發燒給退燒藥，鼻子發炎就給予抗組織胺等等。

人體在感冒時，免疫系統處於較差的狀態，千萬不要硬撐著身體拚命工作，感冒期間要「多喝水」、「多休息」，讓身體免疫系統復原。總之，修復的時間越慢，感冒的症狀就會拖得越久。

若症狀持續超過兩週、甚至一個月，就可能必須留意是否已經變成急性鼻竇炎。當清澈如水的鼻涕變成濃稠、黃綠或白色濃鼻涕時，表示鼻竇已經遭受到細菌的感染，這時就需要使用抗生素來治療。

過敏性鼻炎患者，大多給予抗組織胺藥物治療。抗組織胺有口服藥物和鼻噴劑，鼻噴劑的種類很多種，大部分都是類固醇、抗組織胺、血管收縮的鼻噴劑。通常在過敏性鼻炎發生的初期，會先用抗組織胺或血管收縮劑來治療，讓鼻腔的黏膜腫脹獲得較快的改善。

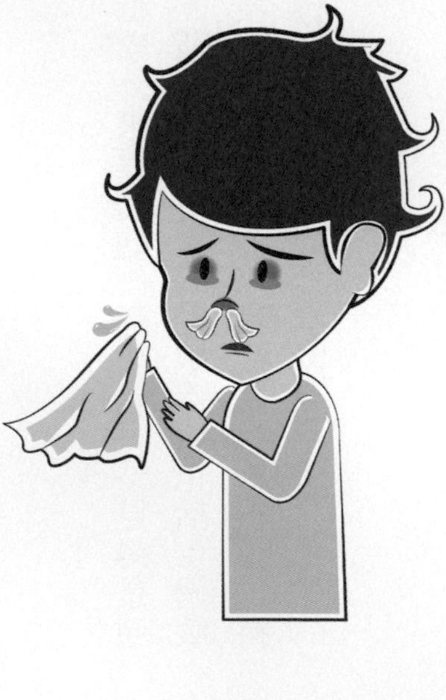

當患者病情穩定後，治療的方式就會採取兩週追蹤一次，之後減為一個月、三個月追蹤一次，追蹤的間隔，視患者對藥物的效果反應而定。

要特別注意的是，傳統的抗組織胺中有「抗乙醯膽鹼」的副作用，不僅會口乾舌燥，還會抑制中樞神經讓人想睡覺。現在新一代的抗組織胺藥物，大多不會有口乾、嗜睡的副作用，僅有少數患者在服用後仍有嗜睡情形。若有這種狀況，則建議患者可以在晚上睡前服用藥物，對日常生活影響較小。

2 過敏性鼻炎的治療標準

EXAMPLE

根據美國耳鼻喉科醫學會「過敏性鼻炎」的治療標準，過敏性鼻炎影響的族群，不管是成人或小孩都會深受影響，雖然是成人很常見的疾病之一，但對於小朋友來說，更是最常見，也是病狀持續時間最久的疾病。

典型的症狀是流鼻水、鼻塞、打噴嚏、鼻子癢、眼睛癢、甚至耳朵癢。

過敏性鼻炎在醫學上的定義是，由於吸入了引起過敏的物質，例如塵蟎、花粉、污染源…等，而引起鼻腔黏膜的發炎與腫脹。病情嚴重的程度會因人、因時間而異，有些人會在季節變化時變嚴重，也有些人會因出國或工作換環境的地點改變，就不藥而癒了！

小朋友如果症狀嚴重，會劇烈影響到睡眠品質、集中力與學習能力。成人症狀嚴重者，會容易影響睡眠品質、工作狀況、生活品質，甚至是一些社交活動。因此醫師必須依據病情的嚴重程度狀況的不同，給予不同的治療建議與方法。

會引起過敏性鼻炎的物質

會引起過敏性鼻炎的物質很多，最常見的是塵蟎、黴菌、空氣污染、寵物等等。此外，這幾年比較嚴重的空污、霧霾的問題，也會影響過敏性鼻炎的嚴重程度。在美國最常引起鼻過敏的過敏原是草、豚草屬的花粉及塵蟎。

如何判斷自己可能是哪些過敏原所引起的呢？在二〇一五年治療指引中有提到，可以利用自己症狀的時間來做初步判斷。

1. 一整年幾乎都有症狀：

最可能的過敏原就是家中的塵蟎。因為家中的塵蟎幾乎是天天都會接觸到的過敏原，甚至是到外地出差住在飯店裡，房內所使用的寢具，或多或少也會有些許的塵蟎。另外也要考慮到黴菌，生活環境的黴菌也可能引起整年性的鼻過敏。

2. 季節性的發病症狀：

那你應該是對於某些季節性的過敏原有關，例如季節性的花粉。

3. 偶發性的症狀：

那你要好好回想，最近是否有接觸到哪些較特殊的東西？例如去朋友家有接觸到寵物，或者是最近因打掃環境而接觸到了大量的灰塵。

過敏性鼻炎的診斷方式

- 依據患者的疾病病史及相關的理學檢查。
- 通常不需要影像學檢查，例如X光片、電腦斷層或核磁共振。
- 只有少數患者需要進行過敏檢測，像是皮膚過敏檢測或抽血進行過敏檢測。
- 如果有懷疑合併氣喘的問題，需進一步安排氣喘的檢查與治療，部分患者需轉診至胸腔內科。

過敏性鼻炎的治療方式

- 口服藥物。
- 鼻噴劑。常見的成分有類固醇、抗組織胺或是緩解鼻塞的去充血劑。
- 口服的白三烯類（leukotriene）接受體拮抗劑。

- 皮下注射免疫療法。
- 舌下藥物免疫療法。
- 嚴重鼻塞藥物治療效果不佳者，可考慮採取手術治療，例如下鼻甲手術來改善鼻塞，後鼻神經阻斷或是翼管神經阻斷手術，來改善流鼻水症狀等。

平常多注意，過敏就能少發作

過敏性鼻炎患者除了尋求專業的耳鼻喉科醫師給予檢查與治療外，同時也需要排除過敏性鼻炎以外可能引發的疾病。像是氣喘，就和過敏性鼻炎有著強烈的相關性，因此患者要經常留意自己是否有胸悶、咳嗽、喘鳴、呼吸困難等氣喘的症狀出現。

此外，儘量遠離可能讓疾病發作的的過敏原，雖然這是很難徹底辦到的，但仍有改善的方法。例如居家可以使用抗塵防螨的寢具、或殺塵蟎噴霧藥水，使用空氣清淨機來過濾室內空氣的懸浮過敏原，或使用除濕機降低塵蟎與黴菌的存活率。

如果是因季節性花粉而過敏的民眾，建議那段季節裡儘量在室內活動，不要外出踏青旅遊。如果真的要出門，返家之後也務必儘快更換衣服，避免花粉附著在衣服上面，持續刺激引起過敏反應。

若是懷疑對寵物過敏的民眾，儘量不要在家飼養寵物，甚至也建議儘量少接觸朋友的寵物或路上的貓狗。如果家中已經有飼養寵物的人，應儘量經常幫寵物洗澡，也可以降低寵物身上的毛髮、皮屑等過敏原，建議至少一週要洗兩次。

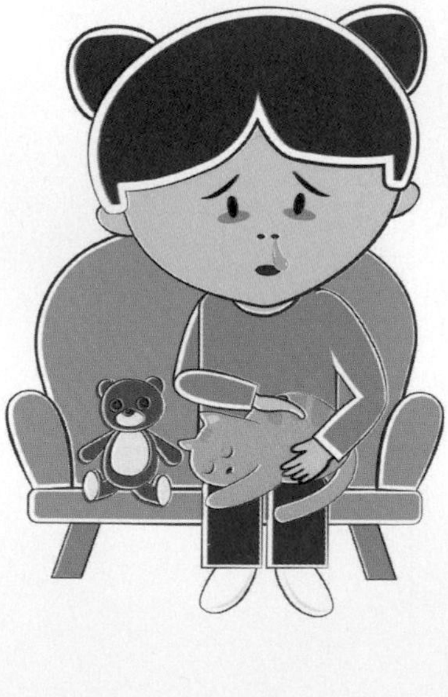

3

找出你的過敏原，讓它遠離你！

EXAMPLE

生活中有許多因子都可能引起「過敏」或「慢性發炎」的反應，以環境及食物為主要原因。大環境的致敏因子很難去改變它，頂多只能讓自己家中環境的過敏原減少一點，但多數人的過敏原是從食物而來，食物便是我們可以好好地把關努力的方向。

阻斷吃下過敏原食物，解決過敏問題

我們每天三餐吃下各種食物，成分零零總總，其實很有可能長期吃進造成身體微發炎及過敏反應的食物。如果要遠離過敏與慢性發炎，需要從最源頭開始避免，讓這些對自己有傷害的食物或食品，一開始就不要進入身體。

要如何知道哪些食物會引起自己的過敏反應？現在只要透過「過敏原檢測」就可以知道自己對於哪些成分容易引起急性與慢性的過敏反應。

過敏可分為「急性」與「慢性」

1. 急性過敏

急性過敏（第一型過敏反應），來自於體內 IgE 抗體，IgE 與過敏原結合後，誘發身體釋出組織胺、白三烯等物質，引起流鼻水、蕁麻疹、呼吸困難等急性症狀，通常急性過敏症狀快速、猛烈，一經碰觸或食入約 30 分鐘內就會有過敏反應。

2. 慢性過敏

慢性過敏（第三型過敏反應），又可稱之為食物不耐，通常是IgG抗體所造成。IgG與過敏原形成免疫複合物，隨著血流逐漸堆積在身體組織中，形成慢性發炎反應，常引起皮膚、呼吸道、消化系統等症狀。由於發作緩慢且症狀複雜，所以容易被忽略或誤判。

慢性過敏在接觸或食入後約24～48小時（甚至72小時）後，症狀才會發生。慢性過敏的症狀通常較為複雜，所以很難準確回推3天內吃過或接觸過的事物。再加上現代人飲食複雜化，一道菜可能就有5到6種食材，要掌握慢性過敏原因，只能靠檢測得知。

224項過敏原檢測，瞭解急慢性過敏

有些民眾可能有接受過健保的36或40項目過敏原檢測，提供的大多是基本

急性 IgE 的反應，而無法提供 IgG 慢性反應的結果。而現在市面上有「224 項過敏原檢測」同時可檢測「IgG」及「IgE」的急性與慢性反應，用它來對「阻斷」過敏原也會來得更有方向。

過敏常見因素

- 家族遺傳
- 環境因素
- 飲食習慣

常見的慢性過敏症狀

精神方面：失眠、慢性疲勞、注意力不集中、憂鬱、情緒緊張、學習反應遲緩、過動、自閉。

頭部方面：頭痛、偏頭痛。

眼部方面：黑眼圈、分泌物過多、眼睛癢、紅腫。

呼吸系統：過敏性鼻炎、鼻竇炎、喉嚨痛。

皮膚方面：皮膚癢、異位性皮膚炎、慢性蕁麻疹、濕疹、青春痘。

腹部方面：大腸激躁症、腹脹、腹瀉、便祕、經痛。

224項過敏原檢測檢查特色

❶晶片式過敏原檢測，不同於傳統檢測。
❷檢測台灣常見飲食品項。
❸領先全球的生物晶片技術。
❹清楚易懂的圖表報告形式。
❺精簡可行的後續飲食計畫。
❻找出個人專屬「飲食免疫圖譜」。
❼只要一次，抽血2～5 ml。
❽5～10個工作天後，可領取報告，從此遠離過敏原。
❾精確找出過敏誘發因子和食物項目，有機會減少藥物治療來降低身體的負擔。

224 項過敏原：

黴菌 / 花粉	奶蛋類	殼 / 核果
芽枝黴菌 交錯黴菌 煙色黴菌 青黴菌 白色念珠菌 早熟禾 狗牙根草 羊蹄草 豕草 刺莧草 梯牧草 相思樹 構樹 木麻黃	牛奶 起司 優格 蛋黃 蛋白	米飯 小麥 玉米 黃豆 綠豆 紅豆 花豆 花生 腰果 胡 / 核桃 橄欖 芝麻 葵花籽

蟎蟲 / 毛屑	肉類	海鮮
屋塵蟎 粉塵蟎 熱帶無爪蟎 蟑螂 狗毛屑 貓毛屑 羊毛屑 羽毛	豬肉 牛肉 羊肉 雞肉 鴨肉 鵝肉	蝦子 螃蟹 牡蠣 花枝 鱈魚 鮭魚 蚌 / 蛤蠣 鮪魚 鰻魚 海帶

蔬菜類	酵母／飲料	中藥類
高麗菜 芹菜 小黃瓜 地瓜 花椰菜 芋頭 四季豆 番茄 豌豆莢 香菇 馬鈴薯 洋蔥 胡蘿蔔 青椒 茄子 南瓜 蘆筍 竹筍 蘿蔔 萵苣	酵母 茶 咖啡 可可豆 蜂蜜	枸杞 黃耆 紅棗 甘草 當歸 人參 川芎 熟地黃 龍眼乾 白木耳 蓮子 靈芝 冬蟲夏草

水果類	調味料
芒果 檸檬 奇異果 椰子 葡萄柚 蘋果 水蜜桃 香蕉 鳳梨 香瓜 櫻桃 木瓜 葡萄 西瓜 柑橘 梨 芭樂 草莓	蔥 薑 大蒜 咖哩 辣椒 白胡椒 九層塔 香菜

過敏原檢查Q&A

Q1：晶片式過敏原檢測的價值為何？

A1：醫院的傳統過敏原檢測，雖為健保給付，但僅做急性過敏，品項又少（最多36種），且依患者自身經驗就可以大致掌握。加上傳統過敏原檢測無法提供完整後續建議，價值自然較低。晶片式過敏原檢測則完全不同，不僅完整評估急性與慢性過敏，且檢測品項最多（達123種），可以完整了解個人體質，並提供個人專屬的健康（低敏）飲食建議。

Q2：目前過敏原篩選的準確度如何？

A2：目前收集到的陽性控制血清之臨床實驗結果，其正確性與特異性高達

90%，與市面上現行過敏原檢測系統並駕齊驅或超越，並且更節省花費、提升效率。

Q3：過敏原檢測多久需要做一次？

A3：一生中至少要做一次，一般建議一年做一次。

Q4：小孩幾歲時適合做過敏檢測？

A4：一般小孩做過敏原檢測會建議3歲以上較適合，原因是3歲以上孩童吃的食物種類較廣也較齊全，做檢測才較具價值。但若是小於3歲的兒童，如有明顯過敏症狀也可做此檢測。

Q5：對不曾碰過的食物，能測出對此食物過敏的嚴重度嗎？

A5：不行。原理跟3歲以下兒童相同，不曾碰過的食物，就不會有第一次接觸的致敏化，也就不會有之後的過敏反應，故建議一種食物要吃過幾次之後，才測得出會不會對此食物有急性或慢性過敏。

Q6：目前正在服藥或定期吃保健食品可以做檢測嗎？

A6：可以。主要影響過敏檢測報告結果的是含「類固醇」的藥物，高劑量或長期的類固醇藥物使用，會讓檢測數值下降。其中又以吃的及注射型類固醇用藥影響最大，其餘噴的、擦的類固醇藥較不影響。

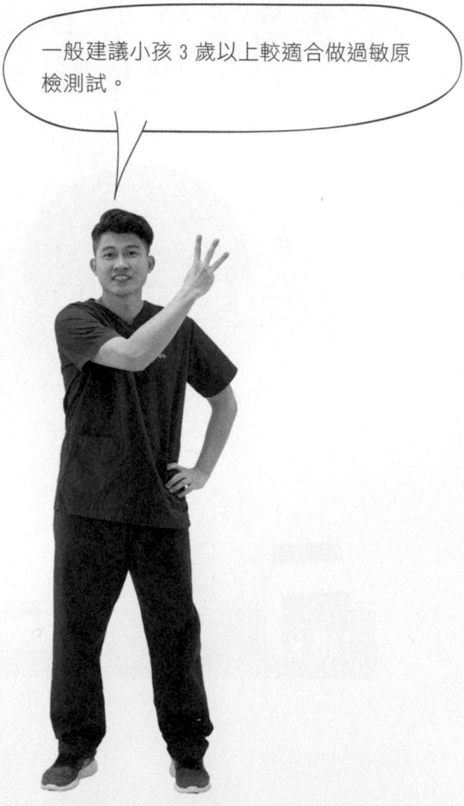
一般建議小孩 3 歲以上較適合做過敏原檢測試。

Q7：懷孕婦女可以做過敏原檢測嗎？

A7：懷孕全期、產後哺乳期皆可。建議於懷孕第4個月前做檢測幫助最大，能降低母親個人過敏的發生、減少胎兒成為過敏兒的風險，並提供哺乳期的低敏飲食建議。

Q8：每個不同階段做的檢測結果會相同嗎？

A8：不盡相同。隨生活或飲食習慣的改變，長期避免接觸該項過敏原，或是接受藥物治療時，就會造成IgE、IgG濃度的下降。此外，當受試者接觸到新的過敏原時，也可能出現

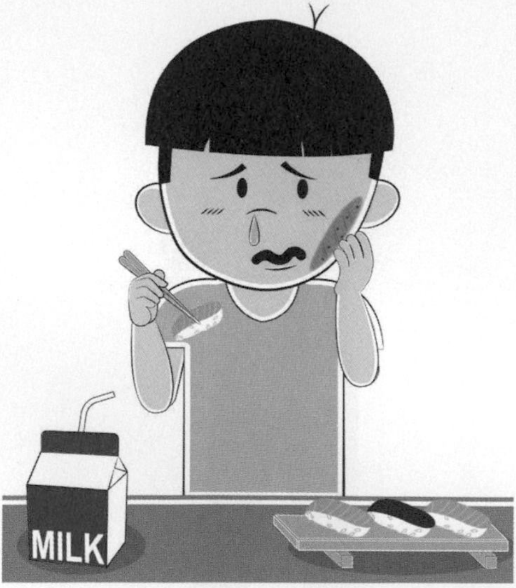

上次檢測沒有的，但這次卻檢測出新的過敏項目，所以建議有過敏體質的民眾最好能每年檢測一次，以持續監控過敏的現象。

4 只要三個步驟，立刻減少塵蟎、遠離過敏！

塵蟎是什麼？

有些民眾一聽到「塵蟎」兩個字時，會以為它是灰塵的顆粒，其實它跟灰塵一點關係都沒有！塵蟎它是一種古老的生物，待在地球上已經有很長的歷史，並且分佈廣泛，甚至是遍佈全世界各地，是一種微小的節肢動物。

成蟲大小約300微米（0.03公分）。塵蟎有8條腿，與蜘蛛同屬一族，腳底帶有吸盤，所以很容易吸附在棉、毛材質的衣服、棉被和地毯上。一般肉眼是看不到的，必須使用顯微鏡，才能真正瞧見它的廬山真面目。

塵蟎和過敏的關係

塵蟎的排泄物更是非常微小，大約是10微米（0.001公分），可怕的是，塵蟎一天可以製造高達20至30個排泄物。普通的塵蟎終其一生，可以製造多達自己體積二百倍重的排泄物，大約二千個。然而塵蟎所製造的分泌物、排泄物、蟲卵，都有可能引起過敏的反應。

目前所知，塵蟎與人類過敏最大的關係就是——塵蟎的屍體碎片、分泌物、排泄物、蟲卵…等等，這些都可以導致我們產生過敏反應。然而容易過敏的人若接觸到塵蟎，可能引發氣喘、打噴嚏、流鼻水、鼻塞、過敏性結膜炎及異位性皮膚炎…等等症狀。

塵蟎的特性與弱點

塵蟎在潮濕、溫暖、陰暗的環境中繁殖力特別強，反而在塑膠物質，或是太冷、太乾燥的環境下不易生存。它們適合生存在20～30度的溫度、相對濕度60～80％，所以台灣的氣候對塵蟎來說非常適合，特別是在夏末秋初及冬季，都是塵蟎引起患者過敏、氣喘的好發季節。

在生活環境中，「寢具床墊」是最容易存在大量的塵蟎，如果沒有妥善使用抗塵蟎寢具，或能水洗的寢具用品，這裡將成為塵蟎的大溫床。因為我們每天脫落的皮屑，是提供塵蟎大量的食物來源，再則睡覺時流下汗的汗水、呼吸中帶有的水氣，足以提供塵蟎適宜的濕度，我們身體的體溫則是提供牠們適宜的溫度。

對抗塵蟎只要三步驟

我們可以依據塵蟎以上的特性來制定減少塵蟎的策略。根據「UpToDate」醫學指出，只要用三個步驟，就可以立刻減少塵蟎，改善過敏的症狀

第一步驟：我們每天至少會在臥室睡眠6到8小時，也可能在臥室裡看書、看電視，所以臥室可以說是待在屋子裡最久的空間，要解決塵蟎問題，當然就要先從臥室開始對付。

❶使用抗塵蟎寢具。標榜抗塵蟎的寢具會利用高密度、多層緊密的編織方式，讓塵蟎（約200微米）無法通過，包括塵蟎卵、排泄物，都無法進出，藉此達到阻隔塵蟎，讓舊的塵蟎沒辦法再跑出來，而新的塵蟎也無法進入寢具中。

❷每週清洗床單、枕套、毯子。建議使用55～60度以上的溫水或熱水清洗，以殺死塵蟎。

❸移除臥室內的絨布玩偶，減少塵蟎的巢穴。

❹臥室裡儘量不要使用大地毯，因為不容易清洗，如果真的要使用地毯，儘量使用方便清洗的小毯子。

第二步驟：對付主要危險空間之後，再來對付其他室內空間。

❶減少使用沒有良好包覆性的傢俱，例如絨布沙發、痲布沙發等有空洞、細縫較大的傢俱。這些傢俱容易有塵蟎從孔洞中掉入而繁殖，老舊的沙發更是容易藏著更多的塵蟎，也要避免使用。

❷在家中儘量要避免使用地毯，特別是長毛地毯，如果真的要使用，也務必養成經常清洗的習慣。

❸每週使用具有高效能（HEAP）濾網的吸塵器，來清掃家中所有室內空間。

❹窗簾應使用可清洗的材質，或者是使用塑膠材質來降低塵蟎的孳生。

❺使用除濕機來控制室內的相對濕度。建議家中可以用濕度測量器來監

測，讓室內濕度低於50％，營造不利塵蟎生長的環境。

第三步驟：搬離居住環境，徹底的改變。

如果居住環境太過潮濕，例如是住在地下室，或家中牆壁常常出現壁癌，建議最好考慮搬家。因為這些環境不管是使用除濕機，或抗塵蟎的用具，效果都會很差，更不適合過敏的患者居住。

對抗過敏是個長期抗戰，尤其塵蟎在

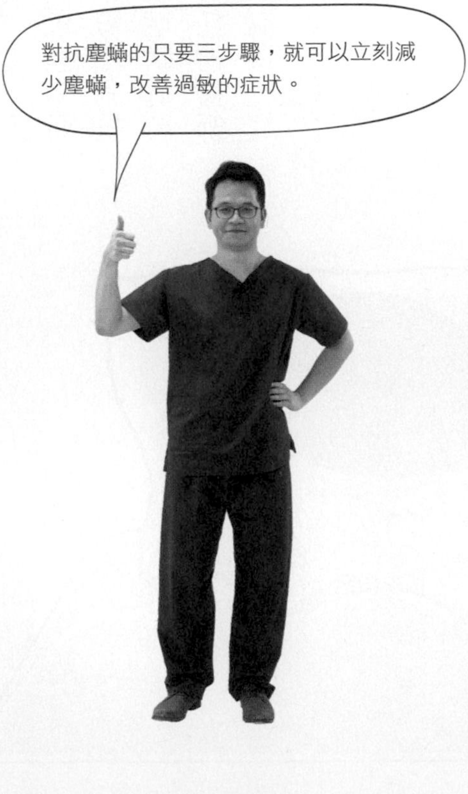
對抗塵蟎的只要三步驟，就可以立刻減少塵蟎，改善過敏的症狀。

台灣又是最常見的過敏原，除了居家清潔與注意衛生外，目前也有越來越多的新藥，可以用來專門對抗塵蟎過敏。如果平常過敏症狀過於嚴重，建議您可以與您信任的醫師討論檢查，並做進一步的治療。

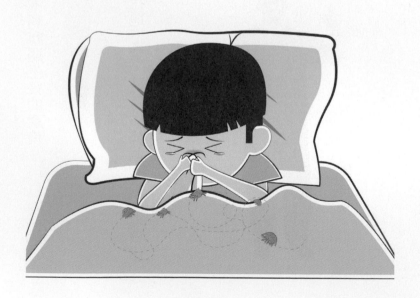

最重要的小事，不容輕忽的耳鼻喉症狀！

別讓病毒笑你傻，跟著醫師提升自我健康防護罩

張益豪 王瑞玲 陳亮宇 著

作　　者　張益豪 王瑞玲 陳亮宇
插　　畫　李令鈞
總 編 輯　于筱芬　CAROL YU, Editor-in-Chief
副總編輯　謝穎昇　EASON HSIEH, Deputy Editor-in-Chief
業務經理　陳順龍　SHUNLONG CHEN, Marketing Manager
設　　計　楊雅屏　YANG YAPING
製版／印刷／裝訂　皇甫彩藝印刷股份有限公司

編輯中心

橙實文化有限公司 CHENG SHIH Publishing Co., Ltd
ADD／桃園市大園區領航 北路四段382-5號2樓
2F., No.382-5, Sec. 4, Linghang N. Rd., Dayuan Dist., Taoyuan City 337,
Taiwan (R.O.C.)
MAIL: orangestylish@gmail.com
粉絲團 https://www.facebook.com/OrangeStylish/

經銷商

聯合發行股份有限公司
ADD／新北市新店區寶橋路235巷弄6弄6號2樓
TEL／（886）2-2917-8022　FAX／（886）2-2915-8614
初版日期 2021年11月